国家出版基金项目
NATIONAL PUBLICATION FOUNDATION

基于器官系统的 PBL 案例丛书

神经学模块、肌肉与骨骼模块和性-生殖-发育模块 PBL 案例

丛书主编　边军辉

丛书副主编　林常敏　陈海滨　张忠芳　辛　岗

丛书秘书　孙绮思　洪　舒

分册主编　庄伟端　李　雯　胡　军　赵　迪　李伟中

分册副主编　魏丽玲　林海明　刘　伟　黄月君

分册编委（按姓名汉语拼音排序）

边军辉　蔡键玲　胡　军　黄月君　李伟中
李　雯　林常敏　林海明　刘　斌　刘　伟
刘潇强　卢锦萍　邱晓燕　王鸿武　魏丽玲
吴北燕　杨杰华　曾　萍　曾　琼　赵　迪
周晓华　庄伟端

分册学生编委（按姓名汉语拼音排序）

陈观远　陈　漫　付冰奇　甘礼溪　何日华
黄树杰　李秋玲　林启洪　刘春生　刘家洋
谭　桐　唐　凤　王乐扬　郑单丹　郑昕垚
张　军　张明英　周桂楠

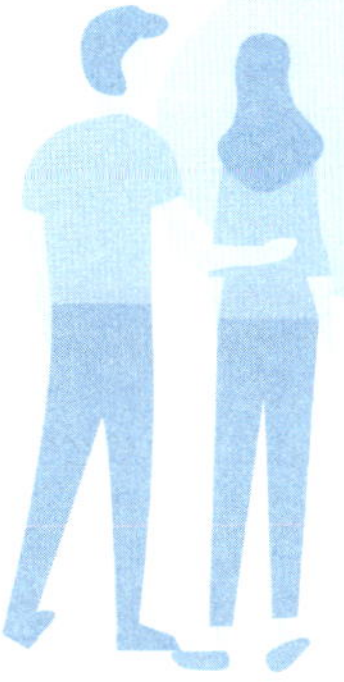

北京大学医学出版社

SHENJINGXUE MOKUAI、JIROU YU GUGE MOKUAI HE XING-SHENGZHI-FAYU MOKUAI PBL ANLI

图书在版编目（CIP）数据

神经学模块、肌肉与骨骼模块和性 - 生殖 - 发育模块 PBL 案例 / 庄伟端等主编 . — 北京 : 北京大学医学出版社 , 2020.8

（基于器官系统的 PBL 案例丛书 / 边军辉主编）

ISBN 978-7-5659-2212-1

Ⅰ . ①神… Ⅱ . ①庄… Ⅲ . ①神经系统—病案—医学院校—教材②肌肉骨骼系统—病案—医学院校—教材③泌尿生殖系统—病案—医学院校—教材 Ⅳ . ① R322.8 ② R322.7 ③ R322.6

中国版本图书馆 CIP 数据核字 (2020) 第 104076 号

神经学模块、肌肉与骨骼模块和性 - 生殖 - 发育模块 PBL 案例

分册主编：庄伟端　李　雯　胡　军　赵　迪　李伟中

出版发行：北京大学医学出版社

地　　址：（100083）北京市海淀区学院路 38 号　北京大学医学部院内

电　　话：发行部 010-82802230；图书邮购 010-82802495

网　　址：http：//www.pumpress.com.cn

E - mail：booksale@bjmu.edu.cn

印　　刷：北京信彩瑞禾印刷厂

经　　销：新华书店

责任编辑：赵　欣　　责任校对：靳新强　　责任印制：李　啸

开　　本：787 mm × 1092 mm　1/16　　印张：15.5　　字数：318 千字

版　　次：2020 年 8 月第 1 版　2020 年 8 月第 1 次印刷

书　　号：ISBN 978-7-5659-2212-1

定　　价：95.00 元

丛书序

现代医学教育伴随着医学科学的发展和人类认知理论的进步而快速发展。在医学教育领域，教育学对人的学习和认知发展的研究理论——行为主义、认知主义和建构主义理论一直影响着医学教育的过程和结果。

近年来，医学教育改革基于医学学科的发展和教育学的进步，方兴未艾，如火如荼。医学教育从之前的以学科为中心的模式，逐渐转变为以器官系统为中心的模式，这已成为新时代医学教育改革的标志之一。似乎在“时髦”的词语中，医学教育中唯以器官系统为中心才能称之为“医学教育改革”。然而，我们应该清楚地认识到，医学知识的呈现方式以及学生获取并掌握知识的多少和质量，其实并无直接的关联，知识的构建方式才是更重要的过程。

所谓的以学科为中心的课程体系和以器官系统为中心的课程体系均属于知识的呈现方式，所不同的主要在于呈现的角度而已。讨论式教学和案例互动教学则是从学生知识构建的角度出发，着眼于学生知识体系的搭建，这才是未来学生构建自主学习、主动学习和终身学习能力的基础。优化知识的呈现体系，同时加强知识构建体系的改革，才能从知识和能力的层面上帮助学生构建起“网格化”（可以理解为以学科为中心课程的横向模式与以器官系统为中心的纵向模式基础上的整合交叉）的理论和实践知识体系。PBL 正是在知识呈现体系基础上，针对知识构建的教学改革，显然是有利于学生的成长和知识的融会贯通。

PBL 案例的最高境界是来源于临床实践，并加以整理完善。其中包含了建构主义理论指导下的教育思想和理念，包含了结果导向的教育设计，包含了胜任力的目标要求。其在医学教育教学中的重要价值不可小觑。

由于医学科学的复杂性，以何种方式高效率、高水平地传递知识并使学生掌握和应用于医疗实践显得至关重要。

多年来，汕头大学医学院采用多种方式培训 PBL 导师，导师们将经验总结成案例，并加以细致打磨，形成独具特色的 PBL 案例集，着实为已经非常活跃的医学教育领域增加了新的素材；更主要的是，为医学生的学习提供了源于临床实践，同时又升华至理论高度的案例资源，尤其值得欣慰；此外，也为高校教师理解 PBL 和使用 PBL 进行互动式教育，提供了很好的借鉴。

我高兴地推荐本案例从书，并乐意一起学习，进一步推动医学教育领域的学习革命。

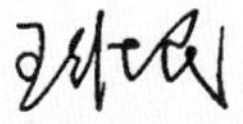

北京大学医学部副主任

全国医学教育发展中心常务副主任

2020.6.30

丛书前言

2005年的一天，温家宝总理看望了著名物理学家钱学森，与他谈到教育问题时，钱先生说："这么多年培养的学生，还没有哪一个的学术成就能够跟民国时期培养的大师相比。为什么我们的学校总是培养不出杰出的人才？"这就是广为人知的"钱学森之问"。这一问题本身就十分重要，因为在日益全球化的今天，国家之间的竞争是杰出人才之间的竞争，说到底就是各国教育质量之间的竞争。因此，找到解决这一问题的有效方法更为关键，这关系到民族的前途和命运。

从2002年起，汕头大学医学院就开始实行医学教育的大胆改革，率先打破传统医学学科间的界限，建立了以人体器官系统为基础的整合课程体系。经过多年的实践，这一代表"以学生为中心"现代教育理念的措施和成效在2009年获得了教育部临床医学专业认证专家的认可。学院师生更是再接再厉，在全英文授课的医学教育在国内普遍前途惨淡的背景下，创建全英文授课班，引入美国执业医师资格考试（United States Medical Licensing Examination，USMLE），有效地扩大教育国际化的规模，在病理、临床技能、教师培训等领域创新，于2014年获得国家级教育成果一等奖。

中国的教育必须通过改革才能摆脱"钱学森之问"的局面。随着科技日渐进步和知识更新步伐的加快，学生了解和记忆知识已经不再是教育所追求的目标。培养具有深度学习、提出和解决问题能力，兼具岗位胜任力和创新能力的学生才是现代教育的宗旨。学校必须放弃将毕业生的知识水平、考试成绩作为衡量教育产出的一贯做法，而要将教育的长远效果——毕业生的潜力、职业素质和终身学习能力——作为最准确的衡量标准。因为前者是技术学校的目标，而后者才是能培养出大师的高水平大学的目标。

汕头大学医学院决心举办"主动学习班"，吸取国外先进医学院校（如加拿大 McMaster 大学）的成功经验，让医学生能有机会选择问题导向学习（problem-based learning，PBL）方式，在教师的辅导下，利用生活及临床的情景作为案例进行深度学习，培养学生自主学习、独立分析、有效沟通能力和团队精神。新教学大楼配备的符合 PBL 理念的优质设施也为这一教育改革措施的成功奠定了基础。

据我所知，在中国的医学院校中这是个创举。首先我必须感谢拥有“国家教育兴亡，你我匹夫有责”勇气和专业精神的各位同事，也特别感谢在亚太地区推广 PBL 理念和实践多年、获得同行尊重的关超然教授为我们把脉和指导。我更要感谢那些愿意加入“主动学习班”的同学，因为他们将为中国医学教育的发展提供最直接的数据和宝贵的经验。

即使在国外，PBL 案例也是每个学校的“传家宝”，轻易不肯示人，也因为大家对 PBL 案例的认知是，一旦传到学生手中，案例将失去教学功能。PBL 案例如此“难产”，如此宝贵，基于器官系统模块的 PBL 案例集更是稀罕，我们该如何珍藏这批“宝贝”呢？受关超然教授撰写的案例编写著作——《问题导向学习（PBL）平台之建构——案例设计、撰写技巧、参考实例与审核机制》大受欢迎的启发，核心小组讨论后决定：我们公开分享它们。

——“汕头大学是中国教育试验田。”

——“汕头大学医学院应该为中国的医学教育发展贡献她的力量。”

这是汕头大学的使命，也是我们给主动学习班学生做的最好的榜样。

“钱学森之问”是个重要问题。令人振奋的是，汕医师生将通过“问题导向学习”，为破解这一问题找到有效的解决办法。

边军辉

汕头大学医学院原执行院长

丛书编写思路

汕头大学一直致力于引入国际先进的教育理念和教学模式，被誉为“中国教育改革试验田”。在医学教育方面，继2002年打破传统基于学科的课程模式后，汕头大学医学院（以下简称汕医）没有停下探索的脚步，在人才培养模式上又提出新的问题：中国医学生是否可以打破传统“填鸭式”教育模式，推行“问题导向学习”模式？为此，汕医人进行了10余年的准备，最后于2015年开设“主动学习班”。在这个过程中，汕医聘请了关超然教授为资深教育顾问，协助构建了完善的PBL导师培训流程和管理制度，先后培养了100多位PBL带教小组老师，也产生了一批高质量的PBL案例。随着主动学习班课程的推进，每个模块都开发了与课程相应的PBL案例，以上努力为“主动学习”理念的实践奠定了基础。在实践过程中，师生的教与学理念发生了巨大变化，感受到“主动学习”的巨大魅力。

我在一个偶然的机会与后来任本丛书责任编辑的赵欣主任谈起，由此产生了组织这套“基于器官系统的PBL案例丛书”的想法。这个想法很快得到模块负责人毫无保留的支持。他们还从使用者的角度，提出在一部分案例后加入PBL带教前、带教后会议记录以及学生使用反馈、使用结果。通过参与带教会议老师畅所欲言的“絮叨”，使不熟悉PBL模式的教师拿到书后，也可以没有任何障碍地组织教师、学生使用这些案例，少走我们走过的弯路，躲过实施PBL过程中的“坑”；通过“PBL课后学生对案例的反馈”，读者可以跳出教师视野的局限性，审视学生视角下课程的实施效果及学生的学习感受，这在传统教学模式中常被我们忽略，但将是改革医学教育的一个重要抓手。模块负责人的支持给了我们莫大的信心，要知道，撰写一个好的PBL案例有时候需要几个月甚至数年的打磨，而且，案例出版后，模块负责人很可能需要重新组织新案例供学生使用，所以，模块负责人、各个案例作者们的这个决定是非常慷慨而且富于奉献精神的，这何尝不是汕医精神呢！

经过十几年的探索和实践，器官系统整合模块课程体系逐步完善。本书第二～五册（注：册序见封底）是基于课程整合后形成的10个课程模块的PBL案例，模块排列顺序基本与学生学习顺序相同。其中，大部分案例都是临床常见病、多发病，但也有少量是罕见病，目的在于匹配课程模块具体的学习目标，还可让学生看到他们在教科书、考核中都不会遇到的疾病，以及这些罕见病患者和家庭的境遇。第六册是学生版案例合集，设计这一册的初衷是使读者，不论是教师还是学生，都可以在课前撕下当天讨论的一幕，而不会透露后面剧幕的剧情。第一册是PBL理念和教师培训，将汕医在主动学习实验班建立初始如何为老师们引入全新的教学理念，如何一步步将老师们从新手培训成能够熟练将此理念贯穿教学全程的过程，一一用文字描述出来。而丛书所配套的视频教程，则是将PBL理念、实施过程、评价方式精心表现出来，丰富了理念和实操的传达维度。

如果说PBL案例集是汕医领导层、培训者、全体教师努力的结晶，那么，丛书整理过程中“主动学习班”学生编委的加入则是水到渠成的，是这个人才培养模式必然的结果。从“主动学习班”建立第一天起，时任执行院长边军辉教授即提出“为每一个学生提供用脑、用手、用口、用心的机会”的理念。对于主动学习班的学生，老师们的共识是抓住各种可能的机会让学生参与教与学的所有过程，在实践中培养学生终身学习、团队合作、领导力等岗位胜任力。为此，丛书编写过程中我们邀请了2015和2016级主动学习班学生加入，学生编委的主要任务是整理他们学习过的案例学习目标、从学生角度进行案例评价和书写使用感想。类似这样的实践模式在主动学习班非常常见，在这样的实践活动中，我们与学生既是师生关系，也是同事关系，我们会教学生怎么做、给他们反馈，但同时也不断征求他们的意见，把学生当成工作伙伴，信任他们的能力，鼓励他们成长。在这样的模式中，学生的成长和蜕变是显而易见的，这又不断推动我们纳入更多学生与我们共同工作，因此，在丛书编写后期，学生团队不但进行了格式、文字、标点符号等最后的校对修改，有些新案例甚至请2015级学生团队修改，而他们的表现甚至不比老师逊色。本丛书最后的工作是视频拍摄，也是由老师定下模式和主题，由学生挑选案例、编写剧本。总之，对于主动学习班的学生，我们老师共同的看法就是：“活交给他们，我们非常放心”；或者换一句我们经常说的：“这是一批拿得出手的学生”——用时髦的医学教育术语，叫置信职业行为（entrustable professional activities，EPAs）。作为老师，我们是骄傲而自豪的，有时候也惭愧，因为和他们共同成长的过程中，我们也常常感觉到自己的不足，从学生身上也学习到很多，他们也是我们的良师益友。

本案例丛书的编写已经到了最后阶段，即将接受各位教育专家、学者、老师、同学们的审阅，想到此，内心难免忐忑。但再回想，无论是 PBL 理念还是主动学习班设立的初衷，我们一直强调“终身学习”“在反馈与反思中成长”，因此，无论未来来自于读者的评价是褒是贬，对我们而言，都是成长的过程；如果这些案例以及“主动学习”理念和人才培养模式的探索，能够引起使用者对医学教育现状、教育理念和教学方法的思考，那我们的目的就实现了；如果读者能再有温和或犀利的批评，那就远远超过我们的预期了。

最后再次感谢边军辉教授、关超然教授将 PBL 和主动学习的种子带到汕医，感谢本丛书的主编团队、各分册主编、各个模块负责人、案例作者们，还有孙绮思、洪舒两位丛书秘书，以及所有参与其中的主动学习班同学在本丛书编撰过程中付出的辛勤劳动。2015 年，我们因为“主动学习”这个共同的目标聚在一起，我们用人才培养结果达到一个个教育里程碑，未来，我们还将继续为这个目标共同努力，为“钱学森之问”提供行之有效的答案。

林常敏
汕头大学医学院

目录

神经学模块案例

神经学模块介绍 …… 002
- 眼皮底下的真相Ⅱ …… 003
- 喜欢吹空调的 Bell 先生 …… 013
- 谭大妈的大半生（身） …… 023
- 爱打羽毛球的高先生 …… 033
- 王美丽的舞蹈 …… 043
- 谁是中枢神经系统入侵者 …… 051
- 我们的团长 …… 061
- 倒下的顶梁柱 …… 069
- 安全帽脱落的灾难 …… 079

肌肉与骨骼模块案例

肌肉与骨骼模块介绍 …… 088
- 出租车司机的烦恼 …… 091
- 困扰李先生的疼痛的膝关节 …… 099
- 骑摩托车玩微信酿成的苦果 …… 109
- 关节亮红灯 …… 119
- 留守儿童的辛酸跛行史 …… 127

性 - 生殖 - 发育模块案例

性 - 生殖 - 发育模块介绍 …… 138
- 爱的陷阱 …… 141
- 二宝家庭的快乐与烦恼 …… 151
- 咽不下的“禁果” …… 163
- 王大妈的烦心事 …… 175
- 难断的后事 …… 185
- 千金还是公子？ …… 197

附件　PBL 教师手册（2018 版） …… 205

神经学模块

案例

神经学模块介绍

【课程概述】

本课程是器官系统整合课程之一，开课时间为大学三年级第二学期。本课程包括 69 学时，其中理论课 20 学时，PBL 28 学时，神经病理实验课 3 学时，床旁教学 18 学时。

【课程的整体目标】

1. 从生理学角度分析神经系统如何调节人体各系统的功能。
2. 描述和识别神经系统常见损伤的病理学改变。
3. 阐述作用于传出神经系统及中枢神经系统药物的分类和作用特点。
4. 判别神经系统常见疾病的神经电生理及影像学检查结果。
5. 描述神经系统不同部位损害的临床表现。
6. 对患者进行有目的性的神经系统体格检查。
7. 根据患者的症状、体征进行神经系统定位诊断。
8. 阐述神经系统常见疾病的发病机制、临床表现及治疗原则。

PBL 案例教师版

眼皮底下的真相Ⅱ

课程名称：神经学模块

使用年级：三年级

撰 写 者：李　雯

审 查 者：PBL 工作组

汕頭大学醫学院
ShanTou University Medical College

一、案例设计缘由与目的

（一）涵盖的课程概念

本案例为“神经学”模块中神经肌肉接头疾病PBL讨论案例，其内容为“重症肌无力”。在本阶段，学生对神经解剖及神经生理已有一定了解。以该案例作为本模块的第一个案例，原因是其难度较低，且学生已有一定的基础。通过该案例的讨论，希望学生能够通过“定位诊断”的思路对神经系统疾病进行诊断。案例中，患者以“复视”作为首发症状，继而进展到吞咽困难、四肢乏力，这是典型的重症肌无力的进展过程，最后患者因为病情恶化，出现“肌无力危象”这一危及生命的状况。由于该案例的部分剧情在“人体结构”模块中已经探讨，学生毫无疑问能够给出正确的诊断，并且能阐述神经肌肉接头的结构特点，然而，本模块沿用此病例并进行扩充，一方面，希望学生通过该案例的PBL讨论，将神经解剖学的知识与重症肌无力的临床特点联系起来，重点关注该病的发病机制、临床分型及肌无力危象的判别；另一方面，本案例设置了患者家属不理解为什么“越医越重”的场景，以此引发学生关注医患沟通相关问题。

（二）涵盖的学科内容

解剖层面　哪些部位损伤可出现四肢乏力症状？

免疫层面　什么是自身免疫性疾病？抗乙酰胆碱受体抗体（anti-AChR）及anti-MUSK抗体在重症肌无力中发挥什么角色？

病理生理层面　重症肌无力的发病机制如何？胸腺在本病中发挥什么角色？

药理层面　胆碱酯酶抑制剂、糖皮质激素在本病中发挥什么作用？这两种药物有哪些常见副作用？哪些药物可能会影响神经肌肉接头的功能？

神经内科层面　动眼神经瘫痪可见于哪些疾病？重症肌无力有哪些临床特点及分型？肌无力危象如何分类及处理？

神经电生理层面　重复电刺激诊断的意义是什么？

行为层面　如何对可能出现的所谓“越医越重”的现象进行预测？当出现这种情况时，如何进行有效的医患沟通？

（三）案例摘要

季女士因复视在眼科医院就诊，但因个人重视不足，未遵医嘱转神经科就诊。随后，季女士病情逐渐加重，并出现吞咽困难及肢体乏力等症状，不得已被送至急诊，神经内科医生经过一系列检查，确诊她患了重症肌无力。住院期间季女士病情进一步恶化，出现呼吸困难，经抢救后基本恢复正常。但这个疾病的确诊，给季女士的生活带来了巨大的改变。

（四）案例关键词

动眼神经麻痹（oculomotor nerve palsy）
四肢无力（tetraplegia）
重症肌无力（myasthenia gravis）
神经肌肉接头疾病（neuromuscular junction disease）
肌肉病变（muscle disease）

二、整体案例教学目标

（一）学生应具备的背景知识

大三医学生经过基础医学的学习，对神经解剖及神经生理的知识已经有一定的基础，并已完成神经系统体格检查的练习，应具备联系神经系统基础知识与神经系统疾病特征，从而进行神经系统疾病定位诊断的思维。

（二）学习议题或目标

1. 群体－社区－制度（population，P[①]）

（1）患者对自身健康的重视程度对疾病转归有何影响？其在医患沟通中可能预示哪些问题？

（2）临床用药中断药的情况常见吗？断药的常见原因有哪些？

① P、B、L 是 PBL 案例三个层面的学习议题的英文首字母，这也体现了“PBL”的另一种诠释。——作者注

2. 行为 – 习惯 – 伦理（behavior，B）

（1）医者对疾病的转归和预后的预见性有何重要性？

（2）临床实践中面对病情突然恶化，如何进行医患沟通？

（3）规范的书面记录并保存于病历档案中的行为有何意义？

3. 生命 – 自然 – 科学（life science，L）

（1）如何鉴别导致动眼神经麻痹的各种疾病？

（2）可能导致四肢无力的疾病有哪些？

（3）重症肌无力有什么临床特点及分型？

（4）胆碱酯酶抑制剂及糖皮质激素在重症肌无力治疗中分别起什么作用？可能出现什么副作用？

（5）肌无力危象的原因有哪些？如何进行处理？

三、整体案例的教师指引

本案例在“人体结构”模块相关案例的基础上进行延伸发展，将学生带到了神经重症这一十分凶险的情景。在临床实践中，医生应能够对疾病的发展变化及可能出现的最糟糕的情况进行一定的预测，并对患者进行健康教育，尽最大努力避免其出现。在这个案例中，可以引导学生探讨如何在医患沟通中提高患者对疾病的重视程度，以及在出现病情突然恶化的情况下如何进行有效的医患沟通。

在本案例中，导师还需要引导学生对可能出现肌无力的各种状况进行鉴别诊断，注意临床思维的培养，而不单单局限在知道“重症肌无力”这个疾病的诊断及治疗。

第一幕

季女士，半年前丈夫突发重病离世，悲伤过度下出现视物重影症状，曾就诊于眼科医院，眼科医生建议她到神经内科就诊，但是季女士一直未予重视。眼部症状时好时差，早上起床时稍感好转，到中午过后就逐渐严重。近1周来她着凉后出现咳嗽、咳痰，渐渐地，眼皮下垂，看东西重影的现象也持续存在，要眯着一只眼才能看清楚电视上的字。从今天早上开始，她出现讲话含糊不清、四肢乏力、双手无法上举。晚上上洗手间后无法站起，不得已其儿子呼叫了120救护车，送至医院急诊室。

急诊科的牛医生为她进行了简单检查，便为她安排住进神经内科病房。牛医生为她进行了详细的神经系统体格检查，发现：双侧瞳孔等圆等大，直径2.5 mm，对光反射灵敏，双侧眼睑下垂，覆盖眼球5—7点位，双侧眼球向上、下及内视明显受限，外展基本充分，无眼震，双上肢近端肌力2级，远端肌力4级，双下肢近端肌力0级，远端肌力3级，四肢腱反射（+），病理征（—），深、浅感觉检查无异常。疲劳试验（+），新斯的明试验（+）。

牛医生向季女士的儿子及姐姐解释了病情：为明确诊断，季女士还需要进一步完善甲状腺功能、血anti-AChR及anti-MUSK抗体、肌电图及重复电刺激、胸部CT等一系列检查。季女士的家人表示理解病情，并愿意配合医生治疗。

牛医生给患者启动了泼尼松60 mg qd治疗，由于溴吡斯的明断货，只能让患者去医院隔壁的大药房自行购药。

关键词

动眼神经麻痹（oculomotor nerve palsy）
四肢无力（tetraplegia）
肌无力危象（myasthenic crisis）

重点议题／提示问题

1. 患者对自身健康的重视程度对疾病转归有何影响？其在医患沟通中可能预示哪些问题？
2. 可能导致动眼神经麻痹的疾病有哪些？
3. 如何鉴别引起四肢无力的各种疾病？
4. 溴比斯的明的药理作用有哪些？为什么会出现断货的情况？
5. 医生建议患者外购药物需注意哪些问题？

6. 患者以眼睑下垂及复视作为首发症状，须考虑与哪些疾病相鉴别？

7. 对于四肢乏力的患者，神经系统体格检查应注意什么问题？如何根据体格检查结果为四肢乏力的患者进行定位诊断？

8. 重症肌无力的发病机制是什么？根据受累肌肉不同，如何进行分型？

9. 如何看待当今出现的药物断货的问题？如何应对？

教师引导

本案例的背景资料在“人体结构”模块中已出现，注意在本模块学习中，应引导学生关注临床表现及疾病的鉴别诊断，如动眼神经麻痹的鉴别诊断、四肢乏力的鉴别诊断及重症肌无力的临床表现和分型。

第二幕

住院后3天，季女士病情似乎得到控制，复视及肌无力症状有所好转，可以起床在平地行走，但是上洗手间坐在坐便器上后仍无法起身。第4天，季女士病情突然恶化，连头都抬不起来，并出现吞咽困难及呼吸困难等症状。神经内科医护团队为其留置了胃管并喂流质饮食，但是心电监护显示血氧饱和度持续下降，神经内科医生请麻醉科医师行紧急气管插管，并立即将其转至重症监护室做进一步治疗。

季女士病情加重后，患者家属一度颇有怨言，他们认为患者入院治疗后病情应该是逐渐好转而不是越医越重，而且刚入院的时候医生并没有交代清楚病情可能会加重。幸运的是，经过积极抢救，季女士病情慢慢得到了控制，并顺利脱机转至普通病房。患者家属了解到疾病的预后，知道病情可能反反复复，无法避免，也慢慢接受了现实，心情也慢慢平静下来。

病情稳定后季女士顺利出院。医生叮嘱其继续服药，并将注意事项一一写明在出院小结上，要求患者家属签字。

关键词

肌无力危象（myasthenic crisis）

重点议题 / 提示问题

1. 患者病情突然恶化的原因是什么？

2. 重症肌无力危象有哪些分类？

3. 重症肌无力危象如何处理？

4. 可能影响神经肌肉接头的药物有哪些？

5. 重症肌无力患者出现呼吸困难可能的原因包括什么？

6. 重症肌无力患者出现呼吸困难应该如何处理？

7. 对疾病发展过程和可能出现的疾病并发症，如何在入院时及病情变化时进行有效的医患沟通？

8. 如何对重症肌无力患者进行健康教育？

教师引导

关于重症肌无力危象，学生可能会对机械辅助通气等内容感兴趣，但不建议在这里进一步展开。导师可以引导学生对可能导致呼吸困难、吞咽困难的神经系统疾病进行探讨。

四、参考资料

1. 吴江，贾建平 . 神经病学 . 3 版 . 北京：人民卫生出版社，2015.

2. http://emedicine.medscape.com/article/1171206-overview

3. https://emedicine.medscape.com/article/1198462-overview

4. https://www.researchgate.net/publication/47676439_Diabetes_mellitus-associated_ocular_motor_nerve_palsies

五、PBL 课后学生形成的学习目标

A 组

第一幕

1. 掌握眼球外肌的起止点和功能、眼周神经的功能，并了解眼睑下垂的诊断意义。

2. 掌握复视的定义及其病理生理过程。

3. 了解案例中神经系统体格检查结果的临床意义。

4. 了解疲劳试验及新斯的明试验的操作过程及其临床意义。

第二幕

1. 掌握重症肌无力的病因、发病机制、病程发展、临床表现、诊断标准、治疗及预后。

2. 掌握新斯的明的给药方式及作用机制。

3. 了解医生为患者（家属）解释病情时的沟通技巧。

B 组

第一幕

1. 了解重影的定义与成因。

2. 了解言语功能相关的肌肉、神经。

3. 了解瞳孔直径的正常范围，以及瞳孔缩小与扩大的概念及原因。

4. 掌握眼周肌肉及其支配神经。

5. 了解眼震的定义与临床意义。

6. 探究案例中患者远端肌力高于近端肌力的原因。

7. 掌握疲劳试验和新斯的明试验阳性的临床意义。

8. 了解甲状腺功能、血 anti-AChR 及 anti-MUSK 抗体、肌电图及重复电刺激、胸部 CT 对该患者的诊断意义。

9. 掌握重症肌无力的病因、诊断和治疗方法，并判断案例中的治疗是否恰当。

10. 场景模拟：与该患者家属解释病情。

11. 了解溴比斯的明断货的原因及其替代药物。

第二幕

1. 了解由坐位转为站位所涉及的肌群。

2. 掌握重症肌无力危象的概念及处理方法。

3. 掌握重症肌无力的病程和预后。

六、PBL 课后学生对案例的反馈

总体来说，案例情境较完整，逻辑清晰。

第一幕：患者首先因“视物重影”于眼科医院就诊，但未重视医生转诊建议。之后患者的病情加重，症状呈现周期性变化——“晨起好转，午后加重”，我们猜测这是某种疾病的典型临床表现。后来因为“着凉”，病情进一步加重，导致“眼皮耷拉无好转、眯眼才能看清”。结合前文“视物重影”，我们猜测患者可能为眼部的疾病。所以我们提出了“掌握眼周的神经及肌肉分布”和“复视的定义及其病理生理基础”的学习目标。与此同时，患者出现的“讲话含糊不清、四肢乏力、双手无法上抬、坐下后无法起立”等症状，提示她所患的可能不仅是眼部的疾病，故我们考虑可能为影响全身肌肉的系统性疾病如神经性疾病、血管性疾病和免疫性疾病等。入院后进行相关检查，由于不了解其中的疲劳试验及新斯的明试验，故直接列为学习目标。其次，我们对神经系统检查中眼睑和眼球运动的掌握还不够深入，所以想学习“控制眼皮及眼球运动的神经和肌肉”。另外，医生向患者解释病情不够充分的情节，为下文“患者家属颇有怨言”埋下了伏笔。

第二幕：患者病情加重，加上之前医生与患者沟通病情不充分，患者家属颇有怨言，所以我们提出“关注并了解医生为患者（家属）解释病情时的沟通技巧”这一学习目标，提前做好沟通这门功课。由于案例中并未给出明确诊断，带教教师在讨论中途给出了“重症肌无力”的提示，我们则将其列为学习目标——“掌握重症肌无力的病因、发病机制、病程发展、临床表现、诊断标准、治疗及预后”。

内容上，该案例是“眼皮底下的真相Ⅰ”的延续，紧紧围绕着重症肌无力的病程发展而展开，并更加侧重于临床方面。第一幕详细描写了季女士的病程发展，并给出许多典型症状，有利于我们展开讨论。接下来案例撰写者给出了大量且详细的检查项目和结果，希望我们能够关注并掌握该疾病确诊需要的一系列检查指标。但是这一部分内容缺乏系统性，我们只能对已学过的指标作出初步判断，将未知部分列入学习目标，无法很好地展开讨论。在第一幕中，我们根据血 anti-AChR 及 anti-MUSK 抗体阳性很快得出了“重症肌无力”的正确诊断，但是这也对我们病例讨论时的思维发散造成一定影响，所以我们认为可以将第一幕的后两段中的解释病情和购药放在第二幕中展开。在第二幕中，语言描写方面存在一定不足。如我们对“可以起床在平地行走，但是上洗手间坐在坐便器上后仍无法起身”存在疑惑。我们想知道“起床行走”和“坐厕后起身”之间所用肌肉有何差别。后来带教教师澄清了这句话的意思是在暗示我们肌力的分级。

逻辑上，第二幕中季女士同时出现了吞咽困难和呼吸困难，之后血氧饱和度持续降低并行紧急气管插管，这引起了我们对重症肌无力发生、发展和恶化的关注，并提出了关于重症肌无力危象的学习目标。但是我们对案例中该医生一开始仅仅处理吞咽困难，观察一段时间后才处理呼吸困难的做法存疑。

该案例最大的优点在于很好地将 population 和 behavior 层面的内容融合进这个故事中，不会显得很突兀或刻意。第一幕时我们认为牛医生解释了病情就没有问题了。但其实他没有解释患者的可能预后，导致了第二幕危象出现后家属颇有怨言的情况，这很自然地使我们考虑到“如何向患者解释病情”的学习目标，同时也给我们敲响了警钟：在解释病情的时候需要将各种可能的危急情况与不良预后告知家属，让家属做好心理准备，方便疾病的进一步治疗。

PBL 案例教师版

喜欢吹空调的 Bell 先生

课程名称：神经学模块

使用年级：三年级

撰 写 者：杨杰华

审 查 者：PBL 工作组

汕头大学医学院

ShanTou University Medical College

一、案例设计缘由与目的

（一）涵盖的课程概念

本次课程为“神经学”模块中的周围神经病 PBL 案例讨论。通过该案例的讨论，学生应重点掌握特发性面神经麻痹（Bell 麻痹）的病因、临床表现、诊断及治疗原则。一方面，案例中的青壮年在平时不良习惯的基础上，再加上工作劳累，身体抵抗力下降，单纯疱疹病毒“乘机”感染了面神经，导致了 Bell 麻痹、亨特综合征。患者住院期间又发现患有糖尿病。另一方面，该患者在急诊就诊时，急诊医师解释不详细，导致患者过度紧张，可以引发学生对如何做好医患沟通进行思考。

（二）涵盖的学科内容

解剖层面　面神经的解剖路径是什么？

神经生理层面　面神经各个组成纤维及路径的生理功能是什么？

免疫层面　单纯疱疹病毒可正常定居在机体，如何引发疾病？

感染层面　单纯疱疹病毒可通过什么途径感染？其致病机制是什么？

药理层面　激素的定义是什么？激素有什么种类？激素的药理机制及作用分别是什么？阿昔洛韦又是什么？阿昔洛韦的药理机制及作用分别是什么？

行为层面　如何看待患者喜欢吹温度很低的空调及不爱运动、暴饮暴食的生活习惯？急诊医师与患者的沟通是否有问题？

社会层面　如何看待社会上普遍存在的加班现象？

（三）案例摘要

Bell 先生是一名 35 岁的公司职员，不爱运动，喜爱美食且食量大，近 1 个月出现口干多饮、排尿增多的症状，体重下降 2.5 kg。在一次加班劳累受凉后，第二天早上出现口角歪斜、流涎、右耳痛和右眼迎风流泪的症状，遂到医院就诊，神经系统体格检查显示右侧周围性面瘫体征，辅助检查示血糖升高，头颅 CT、MRI 未见异常，面神经传导速度提示右侧面神经受损。住院第三天右外耳道出现疱疹，医生诊断为亨特综合征并给予治疗。

（四）案例关键词

面神经麻痹（facial palsy）

Bell 麻痹（Bell palsy）

亨特综合征（Hunt syndrome）

2 型糖尿病（type 2 diabetes）

二、整体案例教学目标

（一）学生应具备的背景知识

本案例对象为三年级第二学期学生。学生已经学习了解剖学中的神经系统内容，同时也学习了内科学糖尿病相关理论知识。

（二）学习议题或目标

1. 群体－社区－制度（population，P）

社会上普遍存在的加班现象是否有比较理想的解决方案？

2. 行为－习惯－伦理（behavior，B）

（1）案例中患者有哪些不良生活习惯？可以怎样改善？为什么糖尿病人群越来越趋向年轻化？

（2）医护人员应如何加强医患沟通技巧？

3. 生命－自然－科学（life science，L）

（1）口角歪斜的常见原因有哪些？

（2）特发性面神经麻痹（Bell 麻痹）目前公认的病因有哪些？临床表现是什么？

（3）周围性面瘫与中枢性面瘫的区别（神经系统定位、定性分析）是什么？

（4）面神经的解剖路径及生理功能是什么？

（5）糖尿病与周围神经病变的关系如何？

（6）面神经受损的肌电图具体表现是什么？

（7）亨特综合征的临床表现有哪些？

（8）亨特综合征都有哪些治疗方法？

（9）治疗时为什么使用小剂量激素？激素的副作用有哪些？临床主要药物是哪些？

（10）患者出院的准备工作有哪些？

三、整体案例的教师指引

本案例分成 2 个剧幕，涵盖不同的概念及学习议题，让学生考虑以下所述的三个层面：群体 – 社区 – 制度，行为 – 习惯 – 伦理，生命 – 自然 – 科学。教师的角色是帮助学生学习，帮助学生达成学习目标的制订，最终将学习项目总结归纳为 6 ~ 8 项学习目标。

1. 本案例内容涵盖的知识点主要有：Bell 麻痹的病因、临床表现、诊断及治疗原则；面神经解剖路径及生理功能；亨特综合征的临床表现；面神经各个路径受损的临床表现。

2. 引导学生对患者的一些日常行为进行梳理，并进行思考，使学生强化对一些常见疾病的基本防治方法及正确生活方式的认知。

3. 本例患者诊断为 Bell 麻痹、亨特综合征并不困难，学生容易忽略面神经其他路径受损的不同临床表现与中枢性面瘫的区别，教师需引导学生进行全面考虑。

4. 鼓励学生对医生行为进行讨论，引发医学生对规范医学行为道德、职业素养以及人文关怀等方面的思考。

第一幕

Bell 先生是一名 35 岁的公司职员，平素的工作就是朝九晚五在办公室对着电脑。他下班后不爱运动，喜爱美食且食量大，不良的工作和饮食生活习惯导致其体型越来越肥胖。近 1 个月 Bell 先生出现了口干多饮、排尿增多，在家用电子体重计称了一下体重，竟比上个月轻了 2.5 kg，Bell 先生心里还暗自高兴：我这样吃竟然还比之前瘦了，真是吃不胖的身体。Bell 先生还有一个坏习惯就是在夏天的时候喜欢把空调温度调得很低，在公司因为要顾及其他职员，所以只能调到 25 ℃，然而一回到家 Bell 先生就把家里的空调调至 18 ℃。最近公司业务繁忙，老是加班，前晚加完班 12 点回到家后，Bell 先生又把空调调至 18 ℃，倒在床上就睡着了。

第二天一早醒来，Bell 先生对着镜子洗漱的时候，被镜子里的自己吓了一跳，他发现自己的嘴巴竟然歪到了一边，含漱的时候，口里的水总是不由自主地从右边口角流出，并伴有右耳疼痛。Bell 先生慌了，跟公司请假后马上赶往医院。在路上，Bell 先生还感觉自己的右眼不听使唤地迎风流泪。

到了医院急诊室，医生给 Bell 先生进行了简单的问诊和体格检查，并进一步行血常规、急诊生化、头颅 CT 检查。结果如下：血常规：WBC 6×10^9/L，Hb 123 g/L，PLT 213×10^9/L。急诊生化：Na^+ 142 mmol/L，K^+ 3.6 mmol/L，Cl^- 110 mmol/L，Glu 16 mmol/L。头颅 CT：平扫未见异常。Bell 先生拿到结果后很焦急地问急诊医生到底是什么病，急诊医生看了结果后，只对 Bell 先生说了一句“要住神经内科”就把他打发走了。

住进神经内科病房后，医生再次进行了详细的问诊，得知 Bell 先生既往无特殊病史，行神经系统体格检查发现：右额纹稍浅，右眼闭合不全，露白约 3 mm，双侧瞳孔等圆等大，直径约 3.0 mm，对光反射正常。眼球各向运动正常，无眼震。右侧鼻唇沟变浅，示齿时口角左歪，右侧鼓腮漏气，伸舌居中。四肢肌张力正常，肌力 5 级，感觉系统未见异常，腱反射正常，病理征（—）。

关键词

Bell 麻痹（Bell palsy）

2 型糖尿病（type 2 diabetes）

口角歪斜（distortion of angle of mouth）

脑卒中（stroke）

重点议题 / 提示问题

1. 患者为何会口角歪斜？导致口角歪斜的常见原因有哪些？

2. 目前认为 Bell 麻痹的病因有哪些？

3. Bell 麻痹的临床表现有哪些？

4. 周围性面瘫与中枢性面瘫的区别是什么（神经系统定位、定性分析）？

5. 缺乏运动、不控制饮食与 2 型糖尿病的关系如何？ 2 型糖尿病的临床症状有哪些？

6. 面神经麻痹与糖尿病有关吗？糖尿病与周围神经病变的关系如何？

7. 一次查到血糖高可以诊断糖尿病吗？如果有糖尿病的脑血管危险因素，Bell 先生有可能是脑卒中（中风）吗？

8. 案例中患者有哪些不良生活习惯？可以怎样改善？为什么糖尿病人群越来越趋向年轻化？

9. 医护人员如何加强医患沟通技巧？

10. 社会上普遍存在的加班现象是否有比较理想的解决方案？

教师引导

1. 本案例第一幕出现的症状与体征比较典型，表现为周围性面瘫症状、体征。学生容易将重点仅放在周围性面瘫的定位上，从而忽视与中枢性面瘫的区别，而且该患者同时存在糖尿病，学生亦容易忽视其与糖尿病的关系，教师可引导学生列出和梳理症状和体征，全面分析，并具体引导学生怎样进行神经系统的定位、定性诊断。

2. 引导学生关注案例中的一些检查，如为什么口角歪斜的患者要查血糖和头颅 CT。

3. 引导学生对患者的一些日常行为进行罗列，并进行思考，由此引导学生重视加强对一些常见疾病的基本防治方法，以及正确生活方式的认知。

第二幕

入院后第二天空腹复查急诊生化：Na^{+} 140 mmol/L，K^{+} 3.3 mmol/L，Cl^{-} 112 mmol/L，Glu 10 mmol/L。HbA_{1c} 8%。头颅 MRI：平扫未见明显异常。肌电图提示右侧面神经受损。入院后予小剂量激素、B 族维生素、理疗、控制血糖等治疗。入院后第三天医生检查发现其右外耳道可见淡红色皮疹，部分起疱，而且 Bell 先生还感到右耳好像有声音回响，进食无味，于是医生加用了阿昔洛韦静滴。治疗 1 周后，Bell 先生病情好转，办理出院。医生嘱咐 Bell 先生今后要注意休息，增强体质，避免着凉，控制饮食，定期到神经内科及内分泌科门诊复诊。Bell 先生心想，以后再也不能这样开空调和大吃大喝了。

关键词

肌电图（electromyogram）

皮疹（rash）

亨特综合征（Hunt syndrome）

重点议题 / 提示问题

1. 空腹血糖和随机血糖的正常范围是多少？该案例最终能诊断糖尿病吗？

2. 行头颅 MRI 检查的目的是什么？

3. 面神经受损肌电图的具体表现是什么？

4. 该患者为什么会起皮疹？为什么没有在第一天出现？是医生没有发现吗？

5. 面神经的解剖路径及生理功能有哪些？

6. 亨特综合征的临床表现有哪些？是面神经哪一条路径受损导致的？受损的病因是什么？如果面神经其他部位受损，会出现哪些临床症状及体征？

7. 亨特综合征有哪些治疗方法？

8. 阿昔洛韦是什么药物？药理机制及作用分别是什么？

9. 为什么使用的是小剂量激素？激素的副作用有哪些？临床主要药物是什么？

10. 患者出院准备工作包括哪些？

教师引导

1. 第二幕患者做了头颅 MRI 检查，注意该检查的目的是什么、与头颅 CT 有什么区别。

2. 复查血糖仍然升高，希望学生能够关注为什么给患者使用的是小剂量激素，关注激素的副作用。

3. 第三天患者出现了疱疹，右耳回响，进食无味，引导学生思考此时患者受感染的具体部位。

4. 引导学生学习面神经的解剖路径及生理功能。

5. 患者糖尿病诊断已明确，注意引导学生关注出院内分泌门诊随访。

6. 不必深入探讨阿昔洛韦的作用机制。

四、参考资料

1. 吴江，贾建平 . 神经病学 . 3 版 . 北京 : 人民卫生出版社，2015.
2. 王辰，王建安 . 内科学 . 3 版 . 北京 : 人民卫生出版社，2015.

五、PBL 课后学生形成的学习目标

第一幕

1. 复习面神经的解剖路径及其各分支支配的部位与功能。
2. 鉴别面瘫的各种类型，并为本案例患者的面瘫作出诊断。
3. 掌握不同类型面瘫的临床表现和损伤定位。
4. 了解脑卒中的定义、临床表现和发病机制。
5. 了解空调温度过低与面瘫的关系。
6. 讨论案例中的医生应该如何与患者沟通。

第二幕

1. 掌握 Bell 麻痹的病因、临床表现、发病机制、诊断与鉴别诊断、治疗及预后。

2. 了解右外耳道红色皮疹和进食无味的病因。

3. 讨论案例中的不良生活习惯的危害及如何对该类人群宣教。

六、PBL 课后学生对案例的反馈

内容上，案例第一幕首先交代了患者的年龄、肥胖、不爱运动且食量大的生活习惯，以及喜吹低温空调的行为等基本信息，对我们思考“案例涉及疾病的高危因素及诱因”有所帮助。接下来患者出现的一系列临床表现，如口角歪斜、流涎、右耳疼痛、右眼迎风流泪等，引导我们讨论损伤的定位。最终发现这些症状都与面神经损伤有关，所以怀疑为“面神经损伤”。在急诊时，引入了体格检查和相关辅助检查——血常规、急诊生化、头颅 CT，给出的检查结果除了 Glu 16 mmol/L 和白细胞数正常外，没有明显可讨论的指标。其实案例撰写者希望我们通过 CT 无异常来鉴别出血性脑卒中，但这个讨论可能很难展开，需要教师对脑卒中的议题进行一定的引导。住院后补充了更详细的神经系统体格检查，我们通过已有的神经系统解剖知识，进行定位诊断与鉴别，证实了先前的怀疑，初步诊断为“面神经损伤”。此外，我们注意到急诊医生未向患者解释病情就直接建议他入住神经内科，所以我们对于医患沟通展开了一定的讨论。但由于“医患沟通”人文目标与之前案例重复且该目标的学习并没有明确有效的参考资料及成果，我们对此目标的讨论存在一定的排斥心理，没有过多地深入讨论。

案例第二幕补充了空腹复查生化、头颅 MRI 和肌电图结果，确诊患者为右侧面神经受损合并糖尿病。但具体肌电图结果并未附上，使我们对肌电图结果的判读只停留在单纯文字水平，且没有专业老师的指导，学习起来较困难。查体发现右外耳道出现淡红色疱疹、右耳有回响且味觉减退，让我们很好奇这些体征与面神经之间是否有联系，激发了我们的学习兴趣。

逻辑上，案例内容前后呼应。比如对于第一幕不良工作生活习惯与第二幕患者出院时的医嘱，我们都提出了与该疾病预防相关的学习目标；第一幕急诊生化与第二幕复查急诊生化，两次结果明确了患者的糖尿病诊断。案例着重突出面神经损伤，对于卒中的铺垫不明显，该方面的讨论展开较困难。

PBL 案例教师版

谭大妈的大半生（身）

课程名称：神经学模块

使用年级：三年级

撰 写 者：李 雯

审 查 者：PBL 工作组

汕头大学医学院
ShanTou University Medical College

一、案例设计缘由与目的

（一）涵盖的课程概念

“谭大妈的大半生（身）”为“神经学”模块中的神经系统解剖与功能相关的案例。人体所有的运动、感觉及高级认知功能，都来自大脑的控制，大脑不仅接受周围神经传导而来的感觉信息，还将其进行综合分析，输出传出信号，支配全身骨骼肌肉，完成各种生理功能和心理调节。本案例以急性脑血管病作为切入点，引导学生去整合复习有关神经解剖的基础知识、神经系统疾病的诊疗及护理等。除了医学知识层面的议题，还可触及人文方面的内容，如老龄化社会对医疗卫生体系的影响、医患沟通的技巧、完善随诊制度及社区康复的必要性等，带给学生职业素养层面的思考，让学生换位思考，更好地理解患者的需要和疾病为患者带来的痛苦。

可继续再延伸的概念：

脑血管疾病为许多家庭带来痛苦，学生还可以讨论如何预防脑血管疾病、如何提高患者的用药依从性。

（二）涵盖的学科内容

解剖层面　中枢神经系统的上下行传导通路、大脑皮质的结构、脑动脉的组成及支配区域。

病理生理层面　脑血流量减低带来的病理生理改变。

药理层面　抗血小板聚集药物的作用机制。

行为层面　运用通俗易懂的语言向患者解释病情；慢性疾病的随访如何有效进行？

社会层面　老龄化社会独居老人的医疗问题；社区康复的重要性。

（三）案例摘要

独居农村的谭大妈一直以为自己近期手脚无力是因为感冒，吃了中药不见改善，却迟迟不去医院检查治疗，直到回家探亲的子女们发现后，才带她来就医。经过检查，谭大妈被诊断为“脑梗死、高血压”，经过治疗后谭大妈症状逐渐改善。无奈她自行停药，脑梗死复发，经过抢救保住了性命，却从此偏瘫（半身不遂）、生活不能自理。

（四）案例关键词

中枢神经系统（central nervous system）
脑梗死（cerebral infarction）
运动系统（motor system）
感觉系统（sensory system）
大脑皮质（cerebral cortex）
脑动脉（cerebral artery）

二、整体案例教学目标

（一）学生应具备的背景知识

学生已有一定的解剖学基础，经过“医者之心”课程的洗礼及临床预见习，对疾病本身以及疾病为患者带来的痛苦有粗浅的感性认识。

（二）学习议题或目标

1. 群体 – 社区 – 制度（population，P）

（1）探讨“赤脚医生”这一具有历史意义的角色在当今社会所发挥的作用及其局限。

（2）了解普通人群对脑血管病的急救知识的知晓率。

（3）讨论老龄化社会中独居老人就医所面临的难处。

（4）阐述脑梗死的流行病学特点。

（5）探讨发展社区康复治疗对改善疾病预后的优势。

2. 行为 – 习惯 – 伦理（behavior，B）

（1）医护人员如何用通俗易懂的语言向普通人群解释病情?

（2）认识到随访的重要性，学会进行有效的随访。

（3）预测严重疾病后遗症，及时与患者家属进行有效而充分的沟通。

3. 生命 – 自然 – 科学（life science，L）

（1）解释运动系统的下行传导通路。

（2）进行感觉的分类并解释各类感觉的上行传导通路。

（3）列举瘫痪的病因。

（4）判断脑动脉的来源、分支及供血区域。

三、整体案例的教师指引

本案例分成2个剧幕，涵盖不同的概念及学习议题，让学生考虑后面所述的三个层面：群体－社区－制度，行为－习惯－伦理，生命－自然－科学。教师的角色是帮助学生学习，帮助学生制订学习目标，最终引导学生归纳学习目标。本案例涵盖内容广泛，在低年级的学生中进行，引导其探讨神经解剖、病理生理及神经药理方面的内容；培养学生的临床思维能力，如神经系统不同部位损伤的临床特点，同样的临床表现可能定位不同的解剖学基础等。

神经系统的有效学习需要不断地“回头看”神经解剖的内容，从神经解剖到神经临床是初阶学习的过程，从神经临床到神经解剖是必不可少的复习过程，只有这样才能打下扎实的基础。

本案例是利用脑梗死这一急性脑血管病的情境作为学习的平台，鼓励学生提出可以讨论的议题。本案例的目的是学习中枢神经系统的结构与功能，并将中枢神经系统和外周器官联系起来，鼓励学生思考神经系统各部分之间的联系，以及脑血流量改变带来的病理生理学改变、抗血小板聚集药物的药理学机制。结合脑梗死的流行病学特点以及康复的难度，探讨脑血管疾病的预防措施以及社区康复的重要性。

第一幕

国庆七天长假，在这座百载商埠的小城里，人，仿佛一夜之间破土而出的小草，密密麻麻遍布满街。

然而，这座无假日医院，虽说不见平时的长龙大摆，却也没有一丝假日的悠闲轻松。长假第二天，值班的霍医生忙碌完一个上午，正准备把早已凉了的午餐盒热一下，电话又响了：急诊会诊，怀疑脑梗死患者。霍医生马上放下餐盒，来到急诊大厅。

急诊大厅的平车上躺着一位来自50千米外的农村的谭大妈，谭大妈听完霍医生自我介绍是住院部神经内科的医生，赶忙和医生说自己没什么大碍，不用住院，带点药回家吃就好。话语未落，就被在旁的儿子打断了：“医生，别听她的，我们要住院。”女儿则垂泪道：“医生，我妈辛苦了大半生，终于有好日子过，快救救我妈！”

原来，谭大妈的子女们趁着国庆假期回家看望半年没见的独居的妈妈，发现妈妈行走不如之前灵活，讲话也不流利后，十分着急，赶紧把她送来医院，来到医院却又不懂得挂号该挂什么科，就直接来到了急诊。

霍医生详细地询问了谭大妈的情况，原来，谭大妈5天前早上起床，就发现自己“感冒”了，浑身乏力，搽了家里的药油，找了当地“赤脚医生”看，喝了几包中药也不见好。谭大妈想自己来医院看，又担心人生地不熟被欺骗；想打电话跟子女们说，又怕影响他们上班，所以就拖着。

医生为谭大妈进行了神经系统体格检查，发现谭大妈不仅有肢体乏力的体征，而且语言表达也受限，主要是部分词语的表达不能，但理解和执行指令都是正常的；谭大妈的口唇稍向左侧歪斜，右侧肢体肌力较对侧差，感觉检查发现右侧肢体的痛觉减退。

关键词

运动系统（motor system）

大脑皮质（cerebral cortex）

感觉系统（sensory system）

转诊制度（referral system）

重点议题／提示问题

1. 运动系统的下行传导通路是怎样的？
2. 感觉的分类是怎样的？各类感觉的上行传导通路是怎样的？
3. 大脑皮质的结构及功能是怎样的？
4. 从解剖学的角度分析，正常人体如何实现自主运动？

5. 哪些结构损伤可能导致感觉减退？

6. 哪些结构损伤可能导致肢体乏力？

7. 语言表达中枢在哪里？语言理解的中枢在哪里？为什么该患者语言理解正常而语言表达受限？

8. 当前的医疗体制和未完善的转诊制度对患者有何影响？

9. 居住在穷乡僻壤的人如何看病？怎样看待“赤脚医生”诊治的局限性？

10. 普通人群对“中风”（急性脑血管病）的认识有多少？

教师引导

1. 引导学生思考中枢神经系统的解剖及功能。

2. 本案例希望学生能够讨论中枢神经系统哪些结构损伤会导致感觉减退、肢体乏力等相应临床症状。

3. 这一幕有临床技能的议题，可引导学生复习神经系统体格检查。

第二幕

霍医生耐心地跟谭大妈解释了住院检查治疗的必要性，谭大妈最终听从医生建议，办理住院手续。三天后，各项检查结果显示，谭大妈脑梗死病灶不大，头颅 MRI 显示梗死部位是左侧大脑中动脉供血区。

10 月 7 日，谭大妈的子女假期结束，谭大妈的病情也逐渐好转，医生便为谭大妈办理了出院手续，叮嘱她回家后一定要按时服药。

出院后谭大妈症状继续好转，3 个月后，她便自作主张地停药了。停药后谭大妈再次出现肢体无力，跌倒在家，很快就昏迷不醒，邻居把她送到了当地医院，当地医院判断病情危重，建议转上级医院治疗。经检查，谭大妈的脑梗死病灶较前明显扩大，考虑大面积脑梗死，经过积极抢救后谭大妈保住了性命，意识也慢慢转为清醒，但再也不能与人对答，右侧肢体也完全瘫痪了，从此卧床不起，生活完全依赖他人照顾。

关键词

脑动脉（cerebral artery）

脑梗死（cerebral infarction）

依从性（compliance）

医患沟通（physician-patient communication）

后遗症（sequelae）

重点议题 / 提示问题

1. 脑动脉的来源、分支及供血区域是什么?

2. 左侧大脑中动脉来源于哪里? 走向哪里？其供血区包括哪些结构?

3. 患者自行停药的原因包括哪些?

4. 遵医嘱治疗在中国目前最大的困难是什么? 随访制度如何进一步完善?

5. 对于存在严重后遗症的患者，在社区服务、医疗保险、长期随访等方面可给予哪些支持?

6. 对于严重后遗症的患者，如何最大程度地改善生活质量，减轻家庭、社会的负担?

教师引导

1. 带教教师可引导学生关注脑血管的解剖及脑血流量改变带来的病理生理学变化，以及相关的药理学知识，比如抗血小板聚集药物及降压药物的使用及注意事项等。

2. 该患者自主停药导致严重后果，引导学生思考遵医嘱治疗的最大困难是什么、如何改进随访制度、如何提高有严重后遗症患者的生活质量。

四、参考资料

1. James D. High-Yield Neuroanatomy. 4th ed. Philadelphia：Lippincott Williams & Wilkins，2009.

2. Biller J，Masdeu JC，Brazis PW. Localization in Clinical Neurology. Philadelphia：Lippincott Williams & Wilkins，2011.

3. The Whole Brain Atlas，Harvard University. http://www.med.harvard.edu/AANLIB/home.html

4. http://emedicine.medscape.com/article/1948665-overview

五、PBL 课后学生形成的学习目标

A 组

1. 学习脑梗死的定义、病因、易发部位、病程进展、症状、治疗等。
2. 学习大脑中动脉供血区域及该区域的功能。
3. 学习痛觉的神经传导通路。
4. 学习支配肢体、面部肌肉的神经传导通路。
5. 学习语言中枢分区及功能。
6. 了解乏力症状常见的原因。
7. 了解大脑皮质基本分区及其功能。
8. 了解肌力的分级。
9. 学习对依从性差的患者的健康教育。
10. 了解转诊制度。
11. 了解“赤脚医生”的相关背景和现状。

B 组

1. 学习脑梗死的病因、症状、预后、预防。
2. 学习左侧大脑中动脉供血区域，包括其位置和功能。
3. 学习运动传导通路，重点掌握面部及肢体的运动。
4. 学习感觉传导通路，解释案例中痛觉减退的原因。
5. 学习肌力的定义、分级标准。
6. 了解语言中枢所在大脑部位及其相关功能。
7. 了解案例中“感冒”的含义。
8. 了解乏力的定义及原因（关注其与“感冒”和神经的联系）。
9. 学习赤脚医生的背景和现状；了解现行转诊制度。
10. 了解空巢老人的健康管理。
11. 了解改善患者依从性的宣教。

六、PBL 课后学生对案例的反馈

本案例思路清晰，对于学生理解疾病进程有一定帮助。但第一幕就给出“脑梗死”的诊断，一方面在一定程度上限制了思维的发散，不利于我们进行头脑风暴；另一方面，由于解剖学基础知识不全、掌握不扎实，提示“脑梗死”有利于第一幕的讨论流畅进行，在建立假设过程中既回顾所学知识，又提出很多有价值的问题。通过课后研读课本、网上查阅资料，在尝试解释谭大妈症状的同时又巩固了中枢、周围神经系统和大脑中动脉的相关基础知识，很好地调动了大家的学习兴趣，改变了大部分同学认为神经系统这块内容枯燥难懂的看法，也帮助一些同学培养了良好的学习方法。

另外，第一幕的关键词对于 PBL 初学者来说有良性引导作用。谭大妈从“肢体乏力”到“右侧肢体完全瘫痪”，结局发人深省，提示我们用药依从性的重要性，促使我们思考如何提高患者用药依从性。文中出现的“赤脚医生”，亦是服务于广大群众的医疗工作者，但这一群体有其特殊性，缺乏相应管理和考核制度，“无证行医”的现象普遍，这依旧是一个值得思考的问题。

总的来说，本案例既很好地结合了所学的神经学解剖知识，又提出较多人文议题，激发同学的学习兴趣和思考，对医学生有很大启发作用，是个很好的案例。

PBL 案例教师版

爱打羽毛球的高先生

课程名称：神经学模块

使用年级：三年级

撰 写 者：李 雯

审 查 者：PBL 工作组

汕頭大學醫學院
ShanTou University Medical College

一、案例设计缘由与目的

（一）涵盖的课程概念

本案例是“神经学”模块中的脑血管病PBL讨论案例，内容为“缺血性脑血管病”。本案例描述了一个临床上非常典型的脑卒中（“中风”）事件，患者由于忽视对脑血管病危险因素，包括糖尿病、高血脂、吸烟、喝酒等的控制，诱发“短暂性脑缺血发作”症状。之后病情加重，导致“缺血性脑梗死”的发生。该案例是本模块第3个PBL案例。通过该案例的讨论，希望学生能够对中枢神经系统疾病的定位、定性诊断有进一步的认识。

希望通过本次课程学习，学生能够描述缺血性脑血管病的发病机制（病理、解剖）、危险因素和临床表现（神经内科学），对该病的诊断提出有针对性的辅助检查项目（诊断学），对其影像学特点进行简单的判别（影像学），并能够阐述其治疗原则（内科学）。另外，案例中患者由于医学常识的缺乏，忽视危险因素的控制，且在发病初期未予以重视并及时就医，导致疾病的发生及加重，在讨论时可引导学生思考“治未病”即一级预防在医学中的重要性（预防医学、人文）。

（二）涵盖的学科内容

解剖层面　如何对一侧肢体乏力进行定位诊断？

生理层面　语言的高级中枢在哪里？失语如何分类及定位？

病理层面　脑梗死的发病机制是什么？

神经内科层面　短暂性脑缺血发作的定义是什么？缺血性脑血管病的危险因素是什么？脑梗死的临床表现是怎样的？

影像层面　不同类型的脑血管病在CT和MRI上分别出现什么特征性的改变？

药理层面　什么是溶栓治疗？抗血小板聚集药物、调血脂药物在缺血性梗死中的作用是什么？

行为层面　当患者具有一定医学知识时，如何进行有效的医患沟通？

社会层面　如何加强健康教育宣传工作，提高民众的医学常识水平？

（三）案例摘要

高先生虽然平时工作繁忙，但一直坚持体育锻炼。他在一次例行体检中发现血糖及血脂偏高，但并没有进行特殊治疗。在一天晚上，高先生打球时突然出现不能言语及一侧肢体乏力，稍微休息便缓解。第二天早上，妻子发现他不能言语、瘫痪在床，马上叫救护车把他送至医院。医生经过一系列检查后，确诊为“缺血性脑梗死”，并为其进行了一系列的检查和治疗。但因前晚高先生夜间发病，未能被及时发现而错过了脑梗死诊疗的最佳时间，留下了后遗症，这改变了他及家人的生活。

（四）案例关键词

短暂性脑缺血发作（transient ischemic attack，TIA）

脑梗死（cerebral infarction）

溶栓治疗（thrombolytic therapy）

抗血小板（antiplatelet）

康复治疗（rehabilitation therapy）

二、整体案例教学目标

（一）学生应具备的背景知识

学生应学习了“人体结构”课程，对神经解剖及神经生理的知识已经有一定的基础，并已完成“临床基本技能”课程中神经系统体格检查的练习。

（二）学习议题或目标

1. 群体－社区－制度（population，P）

（1）群众对脑卒中事件的判别能力及重视程度如何？

（2）现行的医疗政策对脑血管病患者的康复及长期治疗有何有利与不利之处？

2. 行为－习惯－伦理（behavior，B）

（1）面对具有一定医学知识的患者群体，应如何进行有效的医患沟通？

（2）如何保障脑血管病二级预防的贯彻落实？

3. 生命－自然－科学（life science，L）

（1）可能出现短暂性神经功能缺损的疾病有哪些？

（2）如何对大脑病变导致的局灶性神经功能缺损进行定位诊断？

（3）缺血性脑血管病的常见病因及发病机制是什么？

（4）脑血管病的处理原则有哪些？

（5）如何进行缺血性脑血管病的治疗及二级预防？

三、整体案例的教师指引

本案例内容涵盖的知识点比较多，包括缺血性脑血管病的发病机制、临床表现及定位诊断、影像学特点及治疗原则等，需要学生根据案例的发展逐一分析，可考虑“学习议题或目标”中所列举的三个层面。教师的角色是帮助学生学习，帮助学生达成学习目标的制订，最终将学习项目总结归纳为 4 ~ 6 项学习目标。鼓励学生对患者的生活习惯、医学常识水平进行梳理和思考，并引导学生关注常见疾病的基本防治方法，提高对正确生活方式的认知。

第一幕

高先生为某上市公司高管，平日应酬多，少不了抽烟和喝酒，其妻子经常劝他戒烟戒酒，怕伤了肝。但高先生总是无奈地说：“人在江湖，身不由己啊！我坚持锻炼，每周打一次羽毛球，进行一次健身，保持良好的体型，也只能这样了！”

周三傍晚 6 点多，高先生出差归来，顾不上休息，就直奔羽毛球馆，要和老友们大杀一场。第一局，高先生以 21 ：17 的比分干脆利落地拿下。高先生骄傲地说：“医生告诉我，打羽毛球对颈椎病有帮助，你看我们这些整天伏案工作的，就是要多打羽毛球。”

第二局开打没多久，高先生就觉得右手十分笨拙，握在右手的球拍不受控制地掉在了地板上，高先生站立不稳，瘫坐在地。高先生的球友们赶紧围过来，帮他搽活络油、按摩肌肉、嘘寒问暖，问要不要送他去医院。过了 10 来分钟，高先生甩了甩胳膊，感觉基本恢复正常了，他不想大家担心，就打车回家了。回到家中，他轻描淡写地对妻子说：“我今天可能太累了，今晚打球的时候不知怎么了，右手麻麻的，有一阵动不了，所以没有开车回来，明天再去开。”

高太太也没有把先生的话放在心上，只觉得先生需要休息。高先生在太太的劝说下破天荒地 11 点就上床睡觉了。

第二天早上 7 点，高太太发现通常 6 点半就起床的高先生还在自己身边，赶紧摇了摇他，发现他一句话也讲不出来，想扶他坐起来，怎知高先生右边肢体完全动不了了。高太太害怕极了，赶紧拨打了 120 急救电话。

关键词

一侧肢体乏力（hemiplegia）

神经功能缺损（neurological deficit）

言语障碍（language disturbance）

短暂性脑缺血发作（transient ischemic attack，TIA）

脑卒中（stroke）

重点议题 / 提示问题

1. 一侧肢体乏力，病灶可能在哪里？其伴随的症状可能包括哪些？

2. 失语分为哪几类？如何进行病灶的定位？

3. 短暂性脑缺血发作的定义是什么？中枢神经、周围神经、神经元及肌肉的哪些病因可能导致短暂性神经功能缺损？

4. 脑卒中的发生有哪些危险因素？

5. 短暂性脑缺血发作的转归如何？

教师引导

1. 皮质脊髓束的解剖位置等在“人体结构”模块中已经掌握。

2. 本案例希望学生关注神经系统疾病的定位诊断，例如，如何根据患者的主要症状及伴随症状综合考虑，从而进行定位诊断；如何根据患者提供的病史及患者病情的演变情况进行定性诊断。

第二幕

救护车很快抵达，医生赶紧为高先生进行简单的检查，发现高先生理解能力尚可，但是表达困难，血压高达 175/105 mmHg。高太太很紧张，因为先生的血压从未这么高过。

7：20，救护车抵达医院。高太太稍稍镇定下来，回想起先生昨晚回家所说的那些“不正常”的行为，赶紧告诉了急诊朱大夫，并告知其先生 2 个月前单位体检发现血糖及血脂偏高，正在积极进行体育锻炼，打算 1 个月后去医院复查。朱大夫为高先生进行了神经系统检查，高先生能用单字表达“是”“否”，查体基本合作，颈软无抵抗，右侧鼻唇沟浅，伸舌右歪，右侧肢体肌张力降低，右侧肢体肌力 1 级，右侧肱二头肌反射（+），右侧膝反射（++），病理征未引出。朱大夫向高太太解释，高先生可能“中风”了，赶紧安排护士为其抽血，急查血常规、血生化及止凝血功能，查了心电图，并安排头颅 CT 检查。

8：00，各项检查结果回报，头颅 CT 未见出血病灶。朱大夫告知高太太，高先生可能患缺血性脑梗死，需要请神经内科医生来会诊。高太太一听到“脑梗死”三个字，想起自己妈妈当年就是脑梗死，溶栓治疗后恢复得很好，马上说：“医生，我们要求马上进行溶栓，溶栓效果好！”神经内科陈医生很快到达急诊，他对高太太说：“溶栓确实是脑梗死有效的治疗方案之一，但是，您先生已经错过溶栓的时间窗了，没有溶栓的适应证，因为他可能是半夜某个时间起病的，起病的时间不确切，我们会马上给他安排床位，为他进行其他合理的处理。”

入院后，陈医生马上给高先生进行抗血小板聚集（拜阿司匹林）、降脂（阿托伐他汀）等治疗。

3天后，朱医生照常来到病房查房，并将检查结果告知高先生及其家人："颅脑磁共振显示左侧大脑中动脉供血区血管堵塞了，颈部血管彩超显示左侧颈内动脉狭窄，高先生今后要控制好血糖和血脂，不能再吸烟喝酒了，以后要长期吃药预防。这个病康复的路很长，可能需要数月甚至数年的时间，我们会一步步教你康复的方法，不要着急。"高先生在医院治疗10天后出院。

1个月后，高先生来到医院复诊，他只能说出简单的两个字的词语，右侧肢体肌力恢复到3级，但是日常生活还是不能自理，家人请了专门的陪护照料。

这场病，彻底改变了高先生的人生轨迹。

关键词

缺血性脑卒中（ischemic stroke）

溶栓（thrombolysis）

抗血小板聚集（antiplatelet）

调血脂（lipid control）

重点议题 / 提示问题

1. 群众对脑卒中事件的判断能力及重视程度如何？应如何加强这方面的宣传教育？

2. 脑卒中的发病机制是什么？

3. 在急诊中脑卒中有哪些处理原则？

4. 溶栓治疗有哪些适应证和禁忌证？

5. 对脑卒中如何进行定位及定性诊断？

6. 脑卒中对患者及其家庭有何影响？

7. 如何进行脑卒中的二级预防？

教师引导

在这一幕，注意引导学生临床思维的培养，如患者第一次发作和入院前的症状有什么联系？这样的患者来到医院，如何快速进行定位及定性的思考？若考虑脑血管病的可能，怎样进一步确诊？确诊后如何进行危险因素评估及预后评估？

四、参考资料

1. 中华医学会神经病学分会，中华医学会神经病学分会脑血管病学组 . 中国急性缺血性脑卒中诊治指南（2018）. 中华神经科杂志， 2018,51(9): 666-682.

2. 吴江，贾建平 . 神经病学 . 3 版 . 北京：人民卫生出版社，2015.

3. Guidelines for Prevention of Stroke in Patients with Stroke and Transient Ischemic Attack(2014).

4. https://emedicine.medscape.com/article/1916852-overview#a5

5. http://misc.medscape.com/pi/android/medscapeapp/html/A794281-business.html

五、PBL 课后学生形成的学习目标

第一幕

1. 探究打羽毛球对颈椎病的康复是否有帮助。
2. 讨论一般群众面对瘫坐在地的人应该提供什么帮助。
3. 掌握失语的分类，并能进行病灶定位与定性。
4. 复习支配面肌、舌肌、咽肌的神经通路，探究“说不出话”的可能机制。

第二幕

1. 列举脑梗死的分类，并比较各种类型脑梗死的临床表现和影像学检查结果的区分点。
2. 掌握缺血性脑梗死高危人群、病因、发病机制、临床表现（前驱症状）、体征、诊断与鉴别、治疗、预后，并与出血性脑梗死进行比较。
3. 掌握溶栓的适应证、禁忌证与时间窗。

4. 明确大脑中动脉供血区缺血后的临床症状及体征。

5. 联系左颈内动脉狭窄与左大脑中动脉堵塞的发病机制。

6. 比较头颅 CT、MRI 两种检查方法在检查颅内出血病灶时的优劣。

7. 探究高血压、高血糖、高血脂等疾病与脑梗死之间的联系。

8. 熟悉神经系统体格检查项目以及临床意义。

六、PBL 课后学生对案例的反馈

内容上，案例的第一幕首先交代患者嗜烟酒等生活习惯，引导我们考虑这类危险因素可能造成的病变。同时，患者喜好打羽毛球，引导我们考虑运动损伤方面的问题。案例注重时间的描述，如首次症状 10 分钟后缓解、患者 11 点入睡、7 点送急诊……让我们思考时间是否对该疾病的诊断、治疗与预后等有较大影响。从患者的临床表现为“右肢无力”及“无法言语”来看，案例撰写者希望我们提出“失语症”的学习目标并思考脑组织具体损伤部位。但我们缺乏相关的临床经验和一定的理论知识，对于失语症的提出稍微有些困难，并且我们当时受到之前案例影响，思考方向为语言相关运动神经或肌肉的受损，即构音障碍，因此希望案例撰写时可以加强失语症相关方面的细节暗示。

第二幕详细描述了患者入院后的检查及结果，为我们进一步推理提供了线索。然而入院后的治疗虽然涉及抗凝、调血脂等，但未提及降糖降压治疗，治疗方案的完整性有所欠缺。但是同时，这样的描述也给我们一个讨论空间，让我们去思考医生应该做何种治疗，以及判断该医生提出的治疗方案是否合理。最后，案例提出该疾病预后耗时长久并且效果不好，引导我们去学习该疾病的预后，以及思考应该如何及时救治该类患者和如何预防此类疾病的发生。第二幕也非常强调时间，且提出治疗时间窗的概念，说明第一幕思考的思路是正确的。此外，案例中患者家属根据经验要求溶栓治疗，这涉及医患沟通中治疗方案的制订，需要我们向患者及其家属认真解释各种治疗方案的适应证与禁忌证并据此制订治疗方案。这一幕案例，还隐藏着一个医保相关知识点，就是平均住院日的概念，但隐藏过深，我们最后是通过老师的引导才发现的，案例撰写时可以在此处制造一个冲突，比如患者拒绝出院等，以此突出该知识点。

逻辑上，案例时间逻辑性很强，提示我们对于该疾病而言，时间的把握对分析疾病的诊断、治疗与预后等都有很大作用。案例内容重心虽然较多（失语症、TIA、缺血性脑卒中和出血性脑卒中），但重点之间逻辑联系性强，对比式的学习让我们学习理解得更加深刻。

PBL 案例教师版

王美丽的舞蹈

课程名称：神经学模块

使用年级：三年级

撰 写 者：魏丽玲

审 查 者：PBL 工作组

汕头大学医学院
ShanTou University Medical College

一、案例设计缘由与目的

（一）涵盖的课程概念

本次课程为“神经学”模块中的癫痫和中枢神经系统脱髓鞘疾病 PBL 讨论案例，内容为“抽动和瘫痪”。本阶段学生对运动系统总论已有一定了解，是癫痫和中枢神经系统脱髓鞘疾病各论 PBL 案例中的第 1 个案例。案例中以青少年群体不常见现象“抽动和瘫痪”作为引子，患者由于学习压力较大，劳累和休息不足而导致由病毒性脑膜炎并发癫痫。一方面，希望学生通过该案例的 PBL 讨论，学习癫痫相关知识，重点掌握癫痫的病因、临床表现、痫性发作的分类及按发作类型选择抗癫痫药物的原则。另一方面，掌握 Jackson 发作和 Todd 麻痹的临床表现。同时，本案例设置了患者既往患有视神经炎，由抽动和瘫痪的相应情景，让学生讨论中枢神经系统脱髓鞘疾病的视神经脊髓炎的临床表现、诊断和鉴别诊断等相关知识，引发医学生在医学行为、道德与职业素养、人文关怀等方面更深入的思考。

（二）涵盖的学科内容

组织层面　癫痫好发生的部位与组织是什么？

生理层面　与癫痫发病相关的神经生理及病理生理机制是什么？

免疫层面　视神经脊髓炎的免疫机制是什么？

感染层面　病毒性脑膜炎常见的致病菌及其致病机制是什么？如何做微生物学检查？

药理层面　抗癫痫药物的分类、药理机制和作用分别是什么？

行为层面　患者既往患有视神经炎，劳累和睡眠不足与本次发病的可能联系有哪些？面对患者的疑问，医生该如何处置？

社会层面　对于育龄期的癫痫女性患者，如何合理选择抗癫痫药物？如何科学指导结婚和生育的相关问题？痫性发作时，周围人群如何采取措施？

（三）案例摘要

王美丽，大四学生，15 岁时患视神经炎，右眼视力仅剩 4.6，但这不影响她对舞蹈的热爱。为了迎接新年的独舞演出，她白天上课学习，晚上训练。不久，美丽感冒了，但她仍继续带着疲倦的身体训练着。在一次训练中，她的右手不听使唤地持续抽动，随后右手举不起来了，她很难过，担心再也不能跳舞了。室友把她送到医院，经过检查，医生考虑继发性癫痫、病毒性脑膜炎。经过系统治疗，王美丽基本痊愈。

（四）案例关键词

抽动（tic）

瘫痪（paralysis）

癫痫（epilepsy）

病毒性脑膜炎（viral meningitis）

视神经脊髓炎（neuromyelitis optica）

二、整体案例教学目标

（一）学生应具备的背景知识

本案例对象为三年级学生，学生同时进行“神经学”模块药理学、解剖学和神经病学等内容的学习，掌握了癫痫、中枢神经系统感染及脱髓鞘疾病等相关医学基础知识。

（二）学习议题或目标

1. 群体－社区－制度（population，P）

（1）癫痫的流行病学是怎样的？

（2）癫痫患者痫性发作时，周围的人群应采取什么措施？

（3）从法律的角度上，对癫痫患者有哪些行为约束？

2. 行为－习惯－伦理（behavior，B）

（1）如果你是主治医生，当患者的亲友询问患者病情时，你将如何介绍？

（2）对于育龄期的女性，如何选择抗癫痫药物？

（3）对于癫痫的女性患者，如何科学考虑结婚及生育的相关问题？

3. 生命－自然－科学（life science，L）

（1）癫痫痫性发作的国际分类以及临床表现有哪些？

（2）癫痫的常见病因、诱因、诊断及治疗是什么？

（3）抗癫痫药物用药的时机、选择药物的原则、药物的副作用、用药的疗程、减药及停药的原则是什么？

（4）中枢神经系统感染常见的几种脑膜炎的病因、诱因、临床表现、诊断、鉴别诊断以及治疗原则是什么？

（5）中枢神经系统脱髓鞘疾病的分类、视神经脊髓炎的临床表现以及诊断标准是什么？

三、整体案例的教师指引

本案例分为两个剧幕，第一次上课可按次序分发剧幕情境，讨论如何去设定学习目标（按照重要性排序，鼓励学生提出的目标是从P、B、L三个层面的议题做出发点），所有学生都应该各自去探索所有的学习目标（不可让学生抄捷径，偷工减料分包学习目标）。

第二次讨论则分享成果，尽量不要以PPT的形式简报呈现。时间分配尽量由学生自行决定与管控。结束前要求学生做评价和反馈（10分钟）。

1. 本案例内容涵盖知识点比较多，包括抽动、瘫痪、视神经脊髓炎、病毒性脑膜炎、抗癫痫药物的选择和药物的副作用等。需要学生根据案例的发展逐一分析。抽动是癫痫的一种表现，可伴瘫痪或意识障碍。学生容易忽略全面性发作而只关注部分性发作，教师可适时提醒。可问学生国际抗癫痫联盟痫性发作的分类，引导学生全面考虑。

2. 让学生对患者的一些日常行为进行梳理，并进行思考。由此引导学生重视加强对一些常见疾病的基本防治方法，以及正确生活方式的认知。

3. 让学生讨论抽动和瘫痪发生之间的关系，由此启发学生考虑可能的疾病，如何进行相关检查和鉴别诊断，为合理的治疗提供依据。

4. 鼓励学生对医生行为进行讨论，引发对医学生规范医学行为、道德与职业素养、人文关怀等方面的思考。

第一幕

王美丽，大四学生，从6岁起学习舞蹈，非常热爱这项活动。王美丽报名参加了迎新晚会，想要表演独舞。她白天上课，晚上练舞，由于睡眠不足，病倒了。体温 37.2 ℃，伴寒战，咽喉痛，全身乏力。她以为自己感冒了，自行口服百服宁和抗病毒口服液。次日早晨起床时，自觉症状没有缓解。她没有当回事，白天照常上课，晚上拖着疲倦的身体继续训练。训练过程中，她觉得右手不听使唤地抽动，几分钟后缓解。过了一会儿，又开始抽动，从手指开始，逐渐向上发展，直到整个右上肢不断地抽动，大约 3 分钟后停止。之后感觉右手无力，怎样都举不起来，大约半小时后症状仍未改善。王美丽感到伤心失望，担心自己再也不能跳舞了。同学赶紧把她送到市医院。

急诊医生详细询问王美丽的既往史及此次发病的经过，得知她 15 岁时曾患视神经炎，右侧视力仅剩 4.6。体格检查显示，体温 37.3 ℃，血压 120/75 mmHg，心率 100 次 / 分，呼吸 26 次 / 分。神志清醒，构音清晰，对答切题，扁桃体 Ⅰ 度肿大，双肺呼吸音清，未闻及干湿啰音。右上肢肌力 2 级，病理征阴性，颈抵抗，颏距胸 3 横指，克尼格征阳性。辅助检查：血常规：白细胞 9.0×10^9/L，中性粒细胞比例（NE%）60.00%，红细胞 4.6×10^9/L，血红蛋白（HGB）130 g/L，血小板（PLT）180×10^9/L。X 线胸片无异常。脑电图提示轻至中度不正常，左额区可见数个棘波和棘慢波。头颅 CT 无异常。医生把王美丽收到神经内科住院了。

关键词

发热（fever）

寒战（chill）

抽动（tic）

瘫痪（paralysis）

视神经炎（optic neuritis）

颈抵抗（neck resistance）

克尼格征（Kernig sign）

脑电图（electroencephalogram，EEG）

重点议题 / 提示问题

1. 脑膜刺激征的表现有哪些？哪些疾病可能出现脑膜刺激征阳性？
2. 癫痫常见的异常脑电图表现是什么？

教师引导

1. 引导学生关注发热与中枢神经系统感染性疾病的关系。
2. 引导学生关注癫痫的临床表现、痫性发作的分类、癫痫的脑电图表现。
3. 引导学生关注视神经炎可伴随的疾病。

第二幕

住院第二天，王美丽睡醒，发现自己右上肢完全能够活动了。医生担心美丽的头颅和脊髓有问题，做了头颅和颈段脊髓磁共振检查，结果提示左侧额叶可疑长 T1 长 T2 信号，颈段脊髓无异常信号。身为中医师的妈妈也从上海赶到医院，焦虑的妈妈不断询问医生“美丽是否患视神经脊髓炎？”医师耐心地与妈妈沟通，分析可能的病因，并建议行腰椎穿刺术。脑脊液结果：压力 130 mmH_2O，无色，清亮，细胞 10×10^6/L，糖 3.40 mmol/L，氯化物 120.0 mmol/L，蛋白 0.60 g/L，免疫球蛋白定量正常，寡克隆带阴性。医生考虑继发性癫痫、病毒性脑膜炎，积极应用更昔洛韦、卡马西平等药物治疗 1 周后，美丽的病情逐渐好转，体温正常，咽喉痛消失，无肢体抽动，颈抵抗消失，克尼格征阴性。3 周后复查脑脊液正常，美丽终于可以出院了。医生交代她继续服用卡马西平等药物，密切观察可能的副作用，定期随诊。王美丽的脸上露出笑容，内心又想着她热爱的舞蹈了。

关键词

腰椎穿刺术（lumbar puncture）

脑脊液（cerebrospinal fluid）

视神经脊髓炎（optic neuromyelitis）

卡马西平（carbamazepine）

副作用（side effect）

重点议题 / 提示问题

1. 为什么要行腰椎穿刺术？腰椎穿刺术有什么适应证和禁忌证？
2. 脑脊液的正常结果是什么？如何判定病毒性脑膜炎？
3. 常见的几种脑膜炎的鉴别诊断是什么？
4. 癫痫的用药时机是什么？如何选择药物？药物的疗程是什么？
5. 卡马西平的作用及其常见副作用是什么？

教师引导

1. 引导学生学习视神经脊髓炎的临床表现和影像学特点。

2. 引导学生学习通过腰椎穿刺术的检查结果，对常见的几种脑膜炎进行诊断和鉴别诊断。

3. 引导学生学习常见抗癫痫药物的名称、适应证和不良反应。

四、参考资料

吴江，贾建平 . 神经病学 . 3 版 . 北京：人民卫生出版社，2015.

PBL 案例教师版

谁是中枢神经系统入侵者

课程名称：神经学模块

使用年级：三年级

撰 写 者：魏丽玲 曾 琼

审 查 者：PBL 工作组

汕头大学医学院
ShanTou University Medical College

一、案例设计缘由与目的

（一）涵盖的课程概念

本次课程为“神经学”模块中颅内感染性疾病的 PBL 讨论案例，内容为“结核性脑膜炎”。本阶段学生对“中枢神经系统感染”已有一定了解。通过该案例的讨论，希望能够更好地培养学生的临床思维，为中枢神经系统感染性疾病核心模块的进一步深入学习打下基础。学生学习本案例时，会探讨颅内感染的类型及其鉴别诊断、颅内结核分枝杆菌感染的相关临床知识、结核分枝杆菌感染的治疗、抗结核药物的临床选择和不良反应的处理。

（二）涵盖的学科内容

解剖层面　脑膜的解剖分为几层？累及脑膜的病变有哪些？

感染免疫层面　结核分枝杆菌通过哪些途径感染中枢神经系统？有哪些易感因素？

病理生理层面　结核性脑膜炎可引起脑膜、脑实质及血管哪些病变？

药理层面　抗结核药物的药理作用是什么？有哪些副作用？

神经病学层面　如何鉴别不同种类病原体引起的颅内感染？结核性脑膜炎的临床表现是什么？如何诊断及治疗？

行为层面　如何看待患者正规就诊前的处理及就医行为？结核性脑膜炎治疗疗程长，需要患者及家属良好的依从性，如何在医疗行为中提高患者的依从性？

（三）案例摘要

此案例描述的是因长期关节痛服用不明药粉的张阿姨出现头痛、发热、呕吐、头晕、疲乏等症状，在院外不规范处理后病情加重而入院治疗。住院接受一系列检查后，张阿姨被诊断为结核性脑膜炎，接受抗结核治疗后出现黄疸及恶心呕吐等新症状。经调整方案，病情稳定后带药出院继续治疗并定期随诊。

（四）案例关键词

头痛（headache）

呕吐（vomiting）

脑膜刺激征（meningeal irritation）
颅内感染（intracranial infection）
结核性脑膜炎（tuberculous meningitis）
腰椎穿刺术（lumbar puncture）
抗结核治疗（antituberculosis therapy）
（药物）副作用（side effect）
肝功能损害（hepatic function impairment）
随访（follow-up）

二、整体案例教学目标

（一）学生应具备的背景知识

学生已经学习了“神经学”课程中的中枢神经系统总论，对中枢神经系统病毒、细菌、真菌、寄生虫感染等已有一定的知识积累，对结核性脑膜炎有所了解。另外，学生已经学习过药理学有关抗生素及抗结核药物的课程，有一定药理基础知识。

（二）学习议题或目标

1. 群体 – 社区 – 制度（population，P）
如何进行中枢神经系统结核感染的识别、管理和随诊？
2. 行为 – 习惯 – 伦理（behavior，B）
（1）抗结核药物使用前应先告知患者什么信息以保证患者的知情同意权？
（2）如何对结核性脑膜炎患者的长期治疗提供支持和关怀？
3. 生命 – 自然 – 科学（life science，L）
（1）定义结核性脑膜炎，描述结核性脑膜炎的病因。
（2）列举结核性脑膜炎的典型临床表现和体征。
（3）列举诊断结核性脑膜炎的辅助检查并解释阳性结果。
（4）描述病毒、细菌、结核性颅内感染脑脊液检查的特点。
（5）描述结核性脑膜炎的药物治疗原则。
（6）列举常用抗结核药物的副作用及预防处理。
（7）阐述结核性脑膜炎的疗程及随访注意事项。

三、整体案例的教师指引

本案例分成 2 个剧幕，涵盖不同概念及学习议题，让学生考虑如下所述的三个层面：群体 – 社区 – 制度，行为 – 习惯 – 伦理，生命 – 自然 – 科学。教师的角色是帮助学生学习，帮助学生达成学习目标的制订，最终将学习项目总结归纳为 6 ~ 8 项学习目标。

本案例内容涵盖知识点比较多，包括颅内感染的典型症状及体征，重点为结核性脑膜炎的诊断、鉴别诊断及治疗。

本案例在抗结核药物治疗中重点强调抗结核药物的副作用。该患者抗结核治疗中出现肝功能受损，经调整治疗方案后好转。但事实上此次住院只是抗结核治疗的开始，应引导学生关注患者抗结核长期治疗的随访和注意事项，而非只关注目前的治疗。

鼓励学生对患者从医的行为及医生处理的行为进行讨论，引发医学生对规范医学行为、道德与职业素养、人文关怀等方面的思考。

第一幕

张阿姨，52 岁，养鸡专业户，与老伴承包数亩山地养殖走地鸡。近期养殖场新进了一批鸡苗，张阿姨自然也比平时忙碌了许多。张阿姨平时身体就不太好，三天两头感冒不适，还有十多年关节疼痛，自认为是风湿性关节炎，服用当地诊所的“药散”后疼痛倒是减轻了不少，但身体却渐渐虚胖。十多天前张阿姨自觉上火，头痛，口干舌燥，容易疲劳，有点咳嗽，就去药店买了些感冒药，吃药后不仅症状没有缓解，整个头胀痛得厉害，还呕吐了一次，胃口也差。张阿姨怀疑老伴买的是假药，坚持不再吃西药了，让老伴去抓了几服中药。张阿姨虽说生病，仍坚持照顾鸡苗，人越来越疲劳，吃中药后还呕吐。老伴很担心，叫来当地诊所医生。医生检查：体温 37.8 ℃，血压 160/95 mmHg。说输点抗炎药，就在家中输液。但 10 天过去了，张阿姨感觉头痛越来越重，脖子酸痛，晚上痛得睡不着觉，反反复复地发热，有时还头晕，视物模糊，全身无力。当地医师见状建议住院治疗。

入院后，神经科接诊医生详细询问病情并进行神经系统体格检查：神志清，精神疲倦，言语清晰，对答切题，记忆力、定向力、计算力无异常，双瞳孔等大等圆，直径约 2.5 mm，对光反射存在，双眼球活动正常，无眼震，面纹对称，伸舌居中，悬雍垂居中，咽反射存在，颈抵抗，双侧克尼格征（+），四肢肌力 5 级，肌张力正常，双侧病理征（-），共济运动及感觉系统未见异常。

关键词

头痛（headache）

发热（fever）

脑膜刺激征（meningeal irritation）

关节炎（arthritis）

咳嗽（cough）

药散（medicine powder）

重点议题 / 提示问题

1. 该患者头痛的原因是什么？如何鉴别原发性及继发性头痛？

2. 该患者表现出的具有定位意义的体征有哪些？具体的定位是哪里？

3. 脑膜刺激征阳性可见于哪些疾病？

4. 该患者血压高，治疗时需要考虑哪些因素？需如何处理？

5. 进一步诊断需要做哪些检查？

6. 不明成分的药粉效果不错，可能的成分是什么？对服药者可能造成哪些不良影响？

7. 张阿姨关节疼痛的可能原因有哪些？

8. 张阿姨的头痛与养鸡职业有无关系？

9. 案例中该患者有哪些不良行为导致延误诊治？

教师引导

1. 本案例第一幕出现的症状虽多，但体征较集中、明确，头痛、发热为核心症状，脑膜刺激征为核心体征，可引导学生梳理症状和体征，全面分析，进行准确的定位及可能的定性讨论，对可能的病因、需要做的检查进行思考。

2. 让学生关注案例中的一些阳性体征和结果，如脑膜刺激征，并思考会出现在哪些可能的疾病中。

3. 该案例中患者有一定的疾病基础和服用不明药物的病史，可能导致本次发病，或是对该病的发展产生一定的影响，需引导学生寻找及发现。

4. 对于目前存在的症状及体征，引导学生考虑确诊需要的进一步的辅助检查。

5. 禽类养殖容易接触真菌类病原体，引导学生与真菌类颅内感染进行鉴别。

第二幕

入院后，主管医师建议张阿姨进行一系列相关的检查。张阿姨强烈拒绝腰椎穿刺，说："不行不行，腰穿是要抽骨髓啊？这么危险，做了后对腰肯定不好的，不能做。"经主管医师再三耐心地向张阿姨和家属解释腰椎穿刺检查的重要性、操作过程和检查项目等，张阿姨才消除顾虑，同意检查。

检查结果：

检查项目	结果
脑电图	轻－中度不正常脑电图，慢波及慢活动
腰椎穿刺检查	脑脊液压力 240 mmH_2O CSF 常规：颜色，极淡黄，潘氏试验（+++），有核细胞数 240×10^6/L，单个核细胞 96% CSF 生化：蛋白质 1.89 g/L，氯 107.70 mmol/L，脑脊液葡萄糖 2.46 mmol/L

	脑脊液免疫生化：脑脊液 IgG 23.60 mg/dl，脑脊液 IgA 4.84 mg/dl 新型隐球菌涂片检查：未见 结核分枝杆菌涂片：未见 脑脊液培养：阴性
PPD 试验	++
血结核抗体	+
单纯疱疹病毒Ⅰ、单纯疱疹病毒Ⅱ IgM	阴性
头颅 MRI	FLARI 相双侧额部部分脑沟稍模糊，性质待定，未排除感染，建议增强检查
胸部 CT	双肺上叶及双肺下叶背侧多发条索、斑点、粟粒状密影及钙化灶，考虑结核（纤维增殖钙化灶为主）
痰抗酸杆菌涂片	阴性
眼底检查	视盘水肿

结合患者检查结果，主管医师取得患者及家属的知情同意后启用联合抗结核治疗。降颅压及抗结核治疗 2 周后，张阿姨自觉好多了，头痛、肢体乏力症状改善，但食欲仍差，同时出现全身皮肤和巩膜轻度黄染，伴恶心、呕吐。张阿姨病情恶化后颇有怨言，她认为自己入院后花了钱，每天要吃一把的药片，原先的病还没治好，却反而医出新的病来。主管医师耐心向她解释病情和药物的不良反应，并积极采取对应治疗措施和调整治疗方案。张阿姨病情很快得到改善，黄染和消化道症状好转，心情也慢慢平复并配合治疗。

治疗近 1 个月后，张阿姨自我感觉良好，主管医师评估病情稳定，决定让患者带口服抗结核药物出院。张阿姨听闻很高兴，拉着主管医师的手说："医生啊，谢谢啊，我现在病全都好了，以后就不用再吃药了吧？"医师再次向患者和家属详细交代抗结核的疗程、出院后继续药物治疗的注意事项、随诊的时间安排及定期复查项目。

关键词

腰椎穿刺（lumbar puncture）

颅内感染（intracranial infection）

结核性脑膜炎（tuberculous meningitis）

脑电图（electroencephalogram，EEG）

结核菌素试验（PPD 试验，PPD test）

结核抗体（tuberculosis antibody）

头颅 MRI（cranial MRI）

抗结核药物（antituberculous drug）

副作用（side effect）

肝功能损害（hepatic function impairment）

重点议题 / 提示问题

1. 什么情况下考虑为患者进行腰椎穿刺检查？腰椎穿刺的适应证和禁忌证是什么？

2. 该患者腰椎穿刺检查结果有什么特点？各种中枢神经系统感染性疾病的脑脊液检查典型表现是什么？

3. 患者脑电图异常有什么意义？

4. 该患者诊断结核性脑膜炎的依据是什么？还需要做哪些鉴别诊断？

5. 抗结核药物的治疗原则是什么？

6. 各种抗结核药物的常见副作用有哪些？如何进行抗结核治疗副作用的监测及预防？

7. 什么情况下考虑皮质激素治疗？

8. 抗结核治疗的同时还应注意什么其他一般治疗？

9. 结核性脑膜炎随访腰椎穿刺复查时间及指标的评估是什么？

10. 哪些人群较容易患中枢神经系统的结核感染？

11. 抗结核治疗为什么需要经患者及家属知情同意？

12. 如何提高患者抗结核治疗的依从性？

教师引导

1. 第二幕是在第一幕症状及体征基础上进行的一系列辅助检查及治疗，以及抗结核治疗后出现肝功能损害副作用，需引导学生整合已有信息，引出诊断及进行相关的鉴别诊断，在治疗方面应注意抗结核药物的治疗原则及药物副作用的监测和处理。

2. 引导学生对各个辅助检查结果进行分析并汇总整合。

3. 案例中腰穿检查对颅内感染的排查及感染性质的鉴别尤为重要，应重点分析讨论。

4. 在无结核菌涂片和培养病原学依据的情况下，如何整合结果得出结核性脑膜炎的诊断？

5. 核心的治疗为抗结核治疗，抗结核药物治疗有诸多注意事项，引导学生重点掌握治疗的原则。

6. 抗结核药物副作用是影响药物选择及疗效的重要因素，该患者用药后出现肝功能损害，要引起学生注意，引导学生对副作用出现后的处理方案进行讨论。

7. 注意结核病本身是消耗性疾病，营养及支持治疗同样不容忽视。

8. 抗结核性脑膜炎治疗的疗程长，因此随诊非常重要，引导学生对如何向患者及家属交代相关的注意事项和随诊安排等内容进行讨论。

四、参考资料

1. 吴江，贾建平 . 神经病学 . 3 版 . 北京：人民卫生出版社，2015.

2. 杨宝峰，苏定冯 . 药理学 . 北京：人民卫生出版社，2013.

PBL 案例教师版

我们的团长

课程名称：神经学模块

使用年级：三年级

撰 写 者：庄伟端

审 查 者：PBL 工作组

汕头大学医学院
ShanTou University Medical College

一、案例设计缘由与目的

（一）涵盖的课程概念

本次课程为“神经学”模块中的运动障碍与变性疾病 PBL 讨论案例，内容为“运动障碍与痴呆”，是运动障碍与中枢神经系统变性疾病各论的 PBL 案例。本阶段学生对神经系统定位和定性已有一定的了解。案例中以中老年群体常见现象“运动障碍和痴呆”作为引子，患者因年龄增大、神经系统退行性变等因素，导致了运动障碍与痴呆。一方面，希望学生通过该案例的 PBL 讨论，对运动障碍与中枢神经系统变性疾病相关知识进行学习，重点掌握帕金森病的临床表现及处理、痴呆的诊断要点及治疗原则等；另一方面，掌握运动障碍疾病的诊断思路、继发性帕金森综合征的常见病因、帕金森病及痴呆的药物选择，而世界帕金森病日、黄手环等则引发医学生在医学行为、道德与职业素养、人文关怀等方面进行更深入的思考。

（二）涵盖的学科内容

组织层面　中枢神经系统退行性病变常见的累及部位与组织有哪些？

生理层面　帕金森病导致静止性震颤、运动迟缓的病理生理机制是什么？

神经层面　帕金森病、痴呆是如何产生的？帕金森病、痴呆患者如何个体化治疗？

药理层面　多巴丝肼（美多芭）、多奈哌齐（安理申）是什么药物？药理机制及作用分别是什么？

行为层面　如何看待患者整个病情的演变过程？治疗期间医生的诊疗行为是否规范？面对病情的疑问，医生该如何处置？

社会层面　患者忽视了震颤、睡眠中踢腿说话等疾病的早期症状，是否与科普力度不足导致人群对疾病的认识不足有关？如何科学指导帕金森病、痴呆患者日常生活的注意事项？如何鼓励帕金森病、痴呆患者积极面对疾病及回归社会？

（三）案例摘要

团长李金海，男，66 岁，18 岁当铁道兵，吃苦耐劳，光荣入党，荣立两次二等功，晋升为团级干部，38 岁退伍从事行政工作。平时喜欢画画，作品经常参加市画展。2006 年春节参加战友会，当团长迈着沉重的步伐走向讲台讲话时，战友们都惊讶，3 年不见，我们的团长原来嘹亮的声音变得语调低，语速慢了，矫健的步态变得缓慢和拖曳，原来是患了帕金森病。时间到了2016年春节战友会，团长在战友的扶持下参加晚会，大家看着团长禁不住流下眼泪，我们的青春和记忆被什么盗走了？

（四）案例关键词

神经元（neuron）
震颤（tremor）
肌强直（myotonia）
认知功能障碍（cognitive impairment）
帕金森病（Parkinson disease，PD）
非运动症状（non-motor symptom）
阿尔茨海默病（Alzheimer disease，AD）
不良反应（adverse reaction）

二、整体案例教学目标

（一）学生应具备的背景知识

本案例对象为三年级学生，学生同时进行“神经学”模块药理学、解剖学和神经病学等内容的学习，掌握了帕金森病、轻度认知功能障碍以及阿尔茨海默病等相关基本知识。

（二）学习议题或目标

1. 群体 – 社区 – 制度（population，P）

（1）了解帕金森病的流行病学以及全科医师对帕金森病的认知度。

（2）在进入老年化社会过程中，探讨关于独居老人的照顾、就医等问题的处理和解决方案。

（3）探讨发展社会养老中心对改善老年退行性疾病预后有何益处。

2. 行为 – 习惯 – 伦理（behavior，B）

（1）如果你是帕金森病患者的主管医生，当患者的亲友询问病情时，你将如何解释？

（2）认识到神经系统退行性疾病需要长期随访的重要性并学会进行有效的随访。

（3）对于晚发型PD且伴有智能减退的患者，应如何选择抗帕金森病药物？

3. 生命 – 自然 – 科学（life science，L）

（1）识别 PD 的运动症状和非运动症状。

（2）掌握中国 PD 诊断标准，并阅读文献了解国际上 PD 诊断标准的发展及其临床科研价值。

（3）指出抗帕金森病药物的选择原则，列出药物常见的不良反应和注意事项。

（4）列举诊断 AD 的常用神经心理评估量表；解释脑脊液中生物标志物如 Aβ、tau 蛋白检查在 AD 诊断中的作用，描述 AD 患者的影像学改变。

（5）指出治疗 AD 药物的选择策略。

三、整体案例的教师指引

本案例分成 2 个剧幕，涵盖不同的概念及学习议题，让学生考虑以下所述的三个层面：群体 – 社区 – 制度，行为 – 习惯 – 伦理，生命 – 自然 – 科学。教师的角色是帮助学生学习，帮助学生达成学习目标的制订，最终将学习项目总结归纳为 6 ~ 8 项学习目标。

1. 本案例内容涵盖的知识点比较多，包括静止性震颤、运动迟缓、肌强直、帕金森病、阿尔茨海默病、抗帕金森病及痴呆药物的选择和副作用等。需要学生根据案例的发展逐一分析。震颤麻痹、认知功能减退可以是两种不同疾病的临床表现，也可以在一个患者身上共存，学生容易忽略整个疾病的演变而只关注帕金森病、阿尔茨海默病两个独立的疾病，教师可适时提醒，引导学生全面考虑。

2. 让学生对患者的一些日常行为进行梳理，并进行思考。由此引导学生重视一些常见疾病的基本防治方法，以及正确的生活方式。

3. 让学生讨论继发性帕金森综合征的病因和痴呆的分类，由此启发学生考虑可能的疾病，如何进行相关检查和鉴别诊断，为合理的治疗提供依据。

4. 鼓励学生对医生行为的讨论，引发医学生对规范医学行为、道德与职业素养、人文关怀等方面的思考。

第一幕

2006 年春节长假期间，忙碌了一整天的郑教授接诊了今天最后一位患者——画家李金海。据患者自述，他 2005 年初开始出现右手抖动，无法继续作画。

同时他感到右肩部酸痛，右手乏力，不听使唤，在市区一家医院进行了康复治疗。下半年出现行走困难，但他觉得是长期劳累引起的。此外，他还提到平时睡眠经常出现踢腿、说话、呼喊等现象。

经过仔细的体格检查，患者血压125/75 mmHg，心率70次/分，神志清醒，对答切题，语调低，简易智力状态检查（MMSE）评分29分。双侧瞳孔等圆等大，直径约2.5 mm，对光存在，双眼球居中，眼球运动正常，鼻唇沟对称，伸舌居中，颈无抵抗，四肢肌力5级，右侧肢体肌张力齿轮样增高，左侧肢体肌张力正常，右侧肢体动作缓慢，四肢腱反射（++），双侧病理征（-），感觉、共济运动未见异常，走路时右上肢联带动作减少，右下肢拖曳。

辅助检查结果：血常规、血液生化均正常，头颅MRI未见异常。经过多巴丝肼（美多芭）治疗4周后，团长颤抖的手好多了，又开始画画，他的脸上露出开心的笑容。

关键词

基底节（basal ganglia）

震颤（tremor）

肌强直（muscle rigidity）

帕金森病（Parkinson disease，PD）

非运动症状（non-motor symptom）

药物治疗（medical treatment）

不良反应（adverse reaction）

学习议题 / 提示问题

1. 探讨哪些神经结构损伤可能导致帕金森病？
2. 从解剖学角度分析，正常人不自主运动如何实现？

3. 何为震颤？几种常见的震颤症状如何鉴别？

4. 肌强直的定义和鉴别分别是什么？

5. 帕金森病的病因和发病机制可能与哪些因素有关？

6. 掌握中国帕金森病诊断标准。

7. 帕金森病如何与继发性帕金森综合征鉴别？

8. 列举帕金森病患者常见的非运动症状。

9. 掌握《中国帕金森病治疗指南》推荐的药物选择策略、帕金森病治疗药物的作用机制和注意事项。

10. 普通人群对帕金森病的认识有多少？如何看待康复医师诊治的局限性？

11. 世界帕金森病日的来源和意义是什么？

教师引导

1. 引导学生关注环境因素与帕金森病的关系。

2. 引导学生关注帕金森病治疗药物的不良反应。

3. 引导学生关注帕金森病非运动症状的诊断和治疗。

第二幕

李金海现年66岁，18岁当铁道兵，吃苦耐劳，光荣入党，荣立两次二等功，晋升为团级干部，38岁退伍从事行政工作。平时喜欢画画，作品经常参加市画展。2011年，团长的老伴生病去世，孩子在外地工作，自己独居，妹妹偶尔在周末看望他。从2013年开始，妹妹发现他记忆力减退，以近记忆力减退为主，如在家找不到自己放置的东西，忘记亲戚朋友的名字；做家务时基本不受影响，但炒菜时经常忘记放盐，为此苦恼。有时情绪低落，夜间睡眠差，经常早醒。近半年，团长走路困难，需要他人帮助，并出现记忆力减退加重，常反复诉说一件事情或询问一个问题，记不住自己家的电话号码，因有一次外出迷路后，被限制不能到离家较远地方活动。此后，他的性格变得孤僻，易激动，无明显的错觉、幻觉，饮食正常，大便秘结。1 个月前在市区医院住院检查治疗，说话语音单一，肢体抖动及僵硬症状加重，MMSE 评分 18 分，CDR 评定 1 分，血液生化检查未见异常，脑脊液中 Aβ 减低，tau 蛋白增高；头颅 MRI 示脑萎缩，内侧颞叶和海马萎缩明显，脑室轻度扩大，脑沟和脑池轻度增宽。医生向家属讲述照料的基本常识，给予多奈哌齐（安理申）药物治疗，并将“黄手环”交给家属，嘱定期随诊。

关键词

神经元（neuron）

老年斑（senile plaque）

轻度认知功能障碍（mild cognitive impairment，MCI）

阿尔茨海默病（Alzheimer disease，AD）

简易智力状态检查（mini-mental state examination，MMSE）

脑脊液生物标志物（cerebrospinal fluid biomarker）

胆碱酯酶抑制剂（cholinesterase inhibitor）

副作用（side effect）

学习议题 / 提示问题

1. 从神经元活动和脑的高级神经功能分析，人类如何实现认知?
2. 哪些神经结构改变可能导致阿尔茨海默病（AD）?
3. 阿尔茨海默病（AD）的病因和发病机制可能与哪些因素有关?
4. 列举阿尔茨海默病（AD）的临床表现。
5. 诊断 AD 的常用神经心理评估量表有哪几种?
6. 脑脊液中生物标志物如 Aβ、tau 蛋白检查在 AD 诊断中的作用有哪些?

7. AD 患者的影像学结果有如何改变？

8. 阐述治疗阿尔茨海默病（AD）药物的选择策略。

9. 何为 Aβ、tau 蛋白？它们的作用及意义是什么？

10. 掌握多奈哌齐的作用和机制。

11. 治疗 AD 药物的作用机制和注意事项是什么？

12. 普通人群对 AD 的认识有多少？如何看待“黄手环”的意义？

13. 世界阿尔茨海默病日的来源和意义是什么？

教师引导

1. 引导学生关注遗传因素与 AD 的关系。

2. 引导学生关注轻度认知功能障碍的分类和诊断流程以及 Peterson 诊断标准。

3. 引导学生关注 AD 的鉴别诊断。

四、参考资料

1. 吴江，贾建平．神经病学．3 版．北京：人民卫生出版社，2015.

2. 贾建平，陈生弟．神经病学．8 版．北京：人民卫生出版社，2018.

3. Rowland LP, Pedley TA. Merritt's neurology.12th ed. New York: Lippincott William & Wilkins, 2009.

4. Ropper AH, Samuels MA, Klein JP. Adams and Victor' principles of neurology. 10th ed. New York: McGraw-Hill, 2004.

5. Hauser SL, Josephson SA. Harrison's neurology in clinical medicine. 3rd ed. New York: McGraw-Hill, 2013:333-356.

6. Watts RL, Standaert DG, Obeso JA. Movement disorders: neurologic principles & practice. 3rd ed. New York: McGraw-Hill, 2011.

7. Fahn S, Jankovic J, Hallet M. Principles and practice of movement disorders. 2nd ed. Philadelphia: Elsevier, 2011:66-240.

PBL 案例教师版

倒下的顶梁柱

课程名称：神经学模块

使用年级：三年级

撰 写 者：刘潇强

审 查 者：PBL 工作组

汕头大学医学院

ShanTou University Medical College

一、案例设计缘由与目的

（一）涵盖的课程概念

本次课程为“神经学”模块中的中枢神经系统肿瘤 PBL 讨论案例，内容为“头痛和抽搐”。该案例是中枢神经系统肿瘤性疾病各论的 PBL 案例的基石。本阶段学生对神经系统定位和定性已有一定了解，通过对该案例的讨论，学生将学会运用“三性两法”学习法，为进一步深入学习中枢神经系统肿瘤性疾病核心模块打下基础。案例中以中年群体常见现象——“头痛和抽搐”作为引子，引出患者由于不良的生活习惯、劳累和休息不足等导致颅内肿瘤并发癫痫的病程发展。一方面，学生通过该案例的 PBL 讨论，学习中枢神经系统肿瘤相关知识，重点掌握颅内肿瘤导致的慢性颅内高压的临床表现及处理、胶质瘤的分级、诊断要点及治疗原则等；另一方面，掌握突发意识障碍的诊断思路、癫痫的常见病因、临床表现、痫性发作的分类及按发作类型选择抗癫痫药物的原则。本案例设置了患者有长期大量抽烟及咳嗽病史背景，引导学生讨论中枢神经系统原发性肿瘤和转移性肿瘤的鉴别等相关知识；肿瘤患者后续的随诊及回归社会则引发学生在医学行为、道德与职业素养、人文关怀等方面更深入的思考。

（二）涵盖的学科内容

组织层面　不同类型中枢神经系统肿瘤好发于什么部位？肿瘤的组织分型有哪些？

病理生理层面　颅内肿瘤导致颅内高压、癫痫发作可能的病理生理机制是什么？

肿瘤层面　肿瘤产生的机制是什么？对肿瘤患者如何进行个体化治疗？

药理层面　甘露醇、卡马西平是什么药物？它们的药理机制及作用分别是什么？

行为层面　如何看待患者毫不重视的呼吸系统情况？治疗期间医生的诊疗行为是否规范？面对患者的疑问，医生该如何回答？

社会层面　患者忽视的头痛、呕吐、视物模糊均为疾病的早期症状，是否与科普覆盖度不够导致人群对疾病的认识不足有关？如何科学指导癫痫患者日常生活中的注意事项？如何鼓励肿瘤患者积极面对疾病及回归社会？

（三）案例摘要

50 岁的王先生是家里的顶梁柱，工作繁忙，饮食、生活习惯不良，半年来陆续出现咳嗽、头痛伴呕吐、视物模糊等症状。对自己身体的盲目自信及医学知识的匮乏，使他并未意识到事态的严重性，未能及早就医。疾病终于在某一天暴发了。在上班途中，王先生右侧肢体不听使唤地抽动，随后出现意识障碍伴全身抽搐。经过医生详细的检查，考虑为继发性癫痫、颅内肿瘤，经过手术、放化疗等综合诊治，王先生康复出院。遗留的神经系统症状及可能复发的肿瘤，让王先生一家的生活发生了巨大的改变，但家人的支持让他有了积极面对肿瘤的信心。

（四）案例关键词

头痛（headache）

意识障碍（disturbance of consciousness）

癫痫（epilepsy）

中枢神经系统肿瘤（central nervous system tumors）

胶质瘤的 WHO 分级（WHO classification of glioma）

二、整体案例教学目标

（一）学生应具备的背景知识

本案例对象为三年级学生，学生同时进行“神经学”模块药理学、解剖学和神经病学等内容的学习，应掌握了癫痫、中枢神经系统肿瘤等相关基本知识。

（二）学习议题或目标

1. 群体 – 社区 – 制度（population，P）

（1）中枢神经系统肿瘤、癫痫的流行病学特点有哪些？

（2）癫痫患者痫性发作时，周围的人群应采取什么措施保护患者？

（3）从法律角度，癫痫患者要接受哪些行为约束？

（4）描述外科手术通常涉及的人员、设施和流程。

2. 行为 – 习惯 – 伦理（behavior，B）

（1）如果你是主管医生，你将如何与恶性肿瘤患者进行病情沟通？

（2）对于恶性肿瘤患者，如何选择个体化综合治疗方案？

（3）对于恶性肿瘤患者，如何鼓励其树立战胜疾病的信心？

3. 生命 – 自然 – 科学（life science，L）

（1）中枢神经系统肿瘤的常见类型及临床表现有哪些？

（2）突发意识障碍的诊断思路是什么？

（3）慢性颅内高压的常见病因、诱因、临床表现、诊断及治疗分别是什么？

（4）癫痫的常见病因、诱因、临床表现、诊断及治疗分别是什么？

（5）胶质瘤的 WHO 分级是什么？如何根据分级进行个体化治疗？

（6）胶质母细胞瘤的影像学、病理学特点及治疗原则是什么？

三、整体案例的教师指引

本案例分成 2 个剧幕，涵盖不同概念及学习议题，引导学生考虑以下所述的三个层面：群体 – 社区 – 制度，行为 – 习惯 – 伦理，生命 – 自然 – 科学。教师的角色是帮助学生学习，帮助学生达成学习目标的制订，最终将学习项目总结归纳为 6 ~ 8 项学习目标。

1. 本案例内容涵盖知识点比较多，包括慢性颅内高压、瘫痪、意识障碍、癫痫、颅内肿瘤、抗癫痫药物的选择和药物的副作用等。需要学生根据案例病情发展逐一分析。慢性颅内高压、癫痫发作是颅内肿瘤的一类表现，可伴瘫痪或意识障碍。学生容易忽略慢性头痛而只关注抽搐，忽略部分性发作而只关注全面性发作，教师可适时提醒，引导学生思考头痛、呕吐的病因和探讨癫痫发作的分类。

2. 让学生对患者日常行为进行梳理，由此引导学生思考常见疾病的基本防治方法。

3. 让学生讨论头痛和瘫痪之间的关系，由此启发学生考虑可能的疾病，如何进行相关检查和鉴别诊断，为合理的治疗方案提供依据。

4. 鼓励学生对医生行为进行讨论，引发学生对医学生规范医学行为、道德与职业素养、人文关怀等方面的思考。

第一幕

50 岁的王先生工作事务繁忙，经常早出晚归，且每日饮食无规律，应酬喝酒不暇。王太太为此经常叨唠这位家里的顶梁柱，让他多注意身体，尽管王先生不以为然。当日王先生晨起洗漱时觉得右手不稳，牙刷掉了几次，走路时右脚没站稳，还差点摔了一跤，他心想难道是昨晚喝太多了现在还有点宿醉？王先生一边自言自语一边收拾东西上班去了。10分钟后，王太太接到电话说王先生在楼下晕倒了。救护车到来后，邻居陈先生对医生描述，今早他跟王先生一起出门上班，王先生对他说自己的右手右脚不受控制地在抽动，几十秒后王先生突然大叫一声后倒下，手脚不停地抽动，还翻白眼和口吐泡沫，小便也失禁了。送医院途中，王先生慢慢醒了，对自己刚才发生了什么事一无所知。询问病史时，王先生回忆起最近6个月自己咳嗽比较明显，没有明显咳痰，自以为是吸烟过多引起的，没有理会；3个月前开始觉得头部胀痛，头痛剧烈的时候还伴有呕吐，觉得自己身强力壮就没有去医院检查；最近1个月感觉看东西也有点模糊，以为是老花眼了，正准备抽空去检查一下视力。急诊科医师给王先生做了详细的体格检查和相关辅助检查。

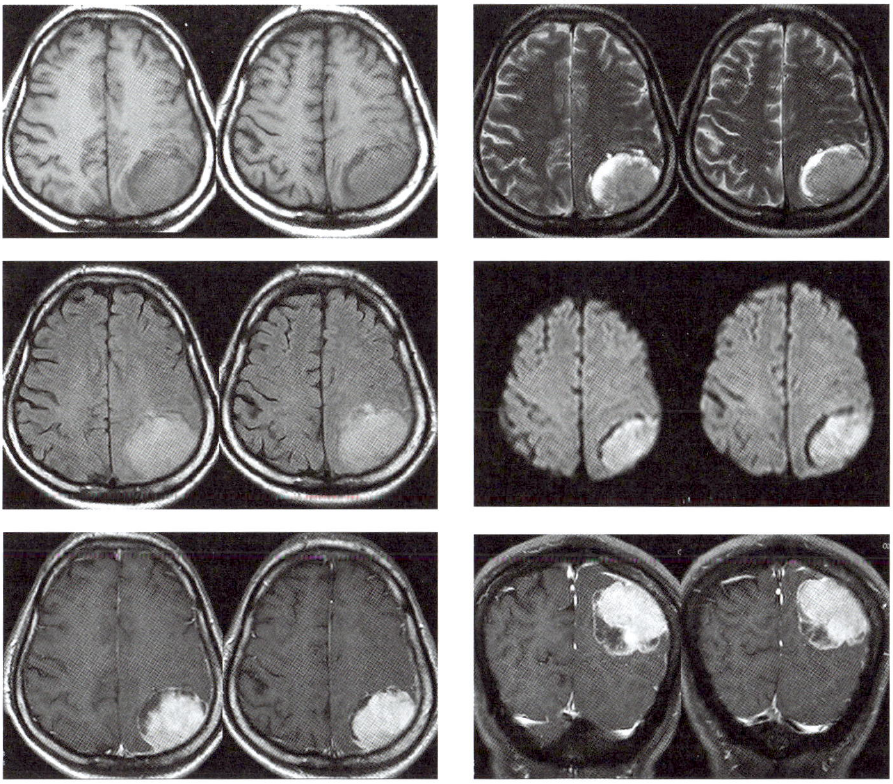

体格检查：体温 36.8 ℃，血压 110/82 mmHg，心率 110 次 / 分，呼吸 16 次 / 分。心肺腹查体无特殊。神经系统查体：神志清，精神疲倦，对答切题，查体合作，认知、记忆、计算力正常。额纹、眼裂对称，双瞳孔等圆等大，直径约 3 mm，对光反射灵敏，双侧视盘水肿，右侧鼻唇沟较左侧稍浅，伸舌右偏。颈无抵抗，颏胸距 2 横指，双侧克尼格征阴性。左侧肢体肌力 5 级，右侧肢体肌力 4 级，四肢肌张力正常，四肢腱反射正常，右侧巴宾斯基征阳性，感觉系统及共济失调检查无异常。

辅助检查：血常规、电解质、凝血功能正常；心电图：窦性心动过速（110 次 / 分）；脑电图：弥漫性慢波慢活动，左侧顶叶可见局灶性棘慢综合波；头颅 MRI 结果如前页图。

关键词

意识障碍（disturbance of consciousness）

抽搐（convulsion）

瘫痪（paralysis）

头痛（headache）

视物模糊（blurred vision）

重点议题 / 提示问题

1. 慢性颅内高压的临床表现有哪些？

2. 导致突发意识障碍的常见疾病有哪些？

3. 癫痫部分性发作及全面性发作的临床表现分别是什么？有什么不同？王先生属于哪种类型的发作？

4. 哪些疾病可能同时合并慢性颅内高压及癫痫发作？

5. 视盘水肿如何检查？

6. 颅内肿瘤典型的影像学表现是什么？

教师引导

1. 引导学生关注慢性头痛与中枢神经系统肿瘤性疾病的关系。
2. 引导学生关注突发意识障碍的诊断思路。
3. 引导学生关注癫痫的临床表现、痫性发作的分类、癫痫的脑电图表现。
4. 引导学生关注中枢神经系统肿瘤的影像学表现。
5. 引导学生关注中枢神经系统原发性肿瘤及转移性肿瘤的鉴别。

第二幕

神经科张医师会诊后告知王先生，早上出现的一过性意识不清伴有肢体抽搐的症状应该是“癫痫样发作”，而导致王先生癫痫发作的罪魁祸首就是 MRI 显示的左侧顶叶的占位性病变，王先生将首先接受胸部增强 CT、肿瘤标志物等检查，必要时还需行 PET-CT 检查。

王先生怀着忐忑的心情等待着相关检查进一步确诊。张医生还为王先生制订了初步的治疗方案，包括甘露醇、地塞米松和卡马西平等药物治疗。胸部 CT 提示慢性支气管炎、轻度肺气肿。其他重要脏器的检查也没有发现肿瘤的征象。住院第三天，张医生发现王先生的尿量较前两日明显减少了，肾功能检查提示王先生的尿素氮、肌酐都较前明显升高，张医生马上对王先生的治疗方案进行调整，逐渐好转的检查指标让王先生夫妇和张医生都松了一口气。

经过 1 周的术前准备，王先生接受了神经导航辅助下颅内肿瘤切除手术，组织形态学 + 免疫组化提示为胶质母细胞瘤，WHO 分级Ⅳ级。术后 72 小时复查头颅 MRI 提示病灶基本切除，手术效果满意。手术后 2 周，王先生遗留右侧肢体肌力4级、腱反射亢进、病理征（+），其他方面恢复良好。张医生为王先生安排了3D-CRT技术肿瘤局部放疗+同步化疗。恶心呕吐等副作用让王先生苦不堪言，加上对肿瘤复发的担忧，王先生整个人都垮掉了。面对身心俱疲的丈夫，坚强的王太太用实际行动鼓励王先生树立起战胜疾病的信心。

经过系统的综合治疗，王先生终于康复出院，张医生为王先生制订了详细的随访计划并鼓励他积极进行康复锻炼。"虽然不知道肿瘤什么时候会复发，但家人的支持给了我希望，作为家里的顶梁柱，我不会自暴自弃的。"王先生充满信心地说。"记得以后不能再进行你最喜欢的自驾游和游泳啦。"张医生再次对王先生强调道。

关键词

中枢神经系统肿瘤（central nervous system tumors）

胶质瘤WHO分级（WHO classification of gliomas）

渗透性脱水药（osmotic dehydration drug）

抗癫痫药（antiepileptic drug，AED）

重点议题/提示问题

1. 颅内肿瘤对王先生肢体肌力影响较小的原因是什么？
2. 中枢神经系统常见肿瘤类型的鉴别诊断有什么？
3. 胶质瘤的WHO分级是什么？
4. 如何根据WHO分级来选择适当的治疗方案？
5. 针对不同类型的癫痫，如何选择药物？何时用药？药物的疗程有多长？
6. 如何处理慢性颅内压升高？渗透性脱水药物有什么常见的副作用？
7. 中枢神经系统肿瘤患者的随访应该如何安排？
8. 王先生大量吸烟并有呼吸系统症状，原发肿瘤部位在哪里？

教师引导

1. 引导学生学习如何通过临床症状及体征判断颅内肿瘤的解剖定位。
2. 引导学生学习中枢神经系统常见的肿瘤类型及鉴别。
3. 引导学生学习中枢神经系统肿瘤的个体化治疗。
4. 引导学生学习中枢神经系统肿瘤患者的康复治疗及定期随访。
5. 引导学生学习渗透性脱水药、抗癫痫药物的相关知识。

四、参考资料

1. 赵玉沛，陈孝平 . 外科学 . 3 版 . 北京：人民卫生出版社，2015.

2.《中国中枢神经系统胶质瘤诊断与治疗指南》编写组 . 中国中枢神经系统胶质瘤诊断与治疗指南 (2015). 中华医学杂志 ,2016,96(07):485-509.

PBL 案例教师版

安全帽脱落的灾难

课程名称：神经学模块

使用年级：三年级

撰 写 者：刘 斌

审 查 者：PBL 工作组

汕头大学医学院
ShanTou University Medical College

一、案例设计缘由与目的

（一）涵盖的课程概念

本次课程为“神经学”模块中的“颅脑损伤”和“颅内压增高”的PBL案例讨论，内容为“颅脑损伤”。本阶段学生已经对神经系统的解剖、生理、病理以及外科学总论中的创伤有了一定了解；通过该案例的讨论，希望学生能够运用已学的基础知识推演颅脑创伤发生后损伤的病理机制、诊断过程和治疗流程。案例中以工农业生产或日常生活中常见的事故——建筑工地高空坠物为引子，导出患者由于做事“马虎”，事故发生时安全帽脱落，以致砖块直接击中头部造成颅脑严重损伤。一方面，希望学生通过该案例的PBL讨论，学习颅脑创伤发生时（原发损伤）和创伤发生后（继发损伤）的病理演变、诊断过程和治疗流程，重点掌握损伤的分类，以及不同类型患者的处理原则；另一方面，颅脑损伤发生导致颅内压增高，进而发生脑疝，让学生讨论常见的颅内压增高的病因、病理生理、类型、脑疝的分类、不同类型脑疝的急救、如何进行有效的安全防护从而避免损伤发生，一旦发生即应密切观察和及时处理，减少脑疝的发生。建立神经系统疾病发病急、进展快、病情重的思想，引发医学生在医学行为、道德与职业素养、人文关怀等方面更深入的思考。

（二）涵盖的学科内容

解剖层面　颅腔壁为坚硬颅骨，其内脑组织松软易碎，但功能复杂、结构精细。如此不同于其他系统的解剖特点，创伤发生后将会导致何种后果？

生理层面　脑的不同部位具有不同的功能，其某一部位的损伤常常导致对应的功能障碍或缺失。本例患者定位症状或体征有哪些？是如何发生的？

影像层面　了解颅脑各组织的正常CT和MRI影像，如何识别病理影像？

重症医学层面　神经系统疾病多为急危重症，发病后常常累及其他系统出现相关功能障碍和损伤，这些颅外非神经系统的功能障碍和损伤是如何发生的？如何监护和处理？

（三）案例摘要

马小虎，新入职的建筑工地工人，在施工现场被高空坠落物击中右颞顶部，当即昏迷倒地。被工友送医过程中曾清醒，但约10分钟后再次昏迷。急诊检查后被收入院，立即准备右侧开颅清除颅内血肿。手术完毕发现左侧瞳孔直径5.0 mm，对光反射消失。急查颅脑CT提示：左侧额颞脑挫伤，硬膜下血肿；脑肿胀，脑疝形成。立即再次行左侧硬膜下血肿清除术和去大骨瓣减压术。术后瞳孔回缩，生命体征稳定，但仍昏迷。

（四）案例关键词

创伤（trauma）

脑挫伤（brain contusion）

颅内血肿（intracranial hematoma）

颅内压增高（increased intracranial pressure）

脑疝（cerebral hernia）

二、整体案例教学目标

（一）学生应具备的背景知识

大三学生经过基础医学学习，对神经解剖、神经生理和神经病理学的知识已经有一定的基础，并已完成神经系统体格检查的学习。在本模块的学习中，应引导学生逐步将神经系统的基础知识与神经系统疾病的特征联系起来，进行神经系统疾病定位诊断的思维培养。

（二）学习议题或目标

1. 群体－社区－制度（population，P）

（1）颅脑损伤的流行病学特征有哪些？

（2）创伤发生后，现场的人群应采取何种措施避免二次损伤和帮助受伤者得到及时救治？

2. 行为－习惯－伦理（behavior，B）

（1）案例中患者的哪些不良习惯导致这次工伤事故的发生？应如何改善？汕头地区居民在交通方面有哪些不良的习惯？

（2）如果你作为重型颅脑损伤患者首诊医师，你将如何恰当地处理这类患者？

3. 生命－自然－科学（life science，L）

（1）颅脑损伤患者意识障碍的发生机制是什么？急性硬脑膜外血肿患者为何出现“中间清醒期”？

（2）颅内压增高的病因、病理生理、后果和临床表现有哪些？

（3）脑疝的常见类型、各型的临床表现、危害以及处理原则是什么？

（4）颅脑损伤发生后，颅内和颅外将有哪些病理改变？

（5）神经外科疾病以急危重症多见，且病情变化快，作为神经外科医师应如何观察病情变化、作出判断并给予恰当的处理？

三、整体案例的教师指引

本案例涵盖的知识点比较多，包括颅脑损伤、颅内压增高、脑疝等。需要学生根据案例的发展逐一分析。颅脑损伤虽然是暴力作用于头部，但损伤后可能累及多个器官，学生容易忽略全局而只关注到局部，教师可适时提醒并引导学生全面考虑。

提示学生对患者的一些日常行为进行梳理，并进行思考，由此引导学生重视对一些常见疾病的基本防治方法，以及正确生活方式的认知。

让学生讨论本例患者为何暴力作用于右侧颞顶而左额颞叶同时出现脑挫伤；另外，右侧开颅清除血肿后，左侧瞳孔为何散大；如何预见这一情况的出现，并对此进行一定的讨论。

鼓励学生对医生行为进行讨论，引发医学生对规范医学行为、道德与职业素养、人文关怀等方面的思考。

第一幕

马小虎，男，19 岁，农民工。今年 7 月小虎高中毕业后，随同乡来到建筑工地打工。小虎既往身体健康，但有一不良习惯——做事马虎，如上学时常常忘带书本。在正式进入施工现场前，建筑工程队曾对其进行劳动技能和现场安全教育培训，如劳动防护用品的使用等，尤其是安全帽的佩戴。培训过程中小虎未认真参与。据护送小虎去医院就医的工友讲述：约 2 小时前，高处坠落的木质建筑模板击中了戴安全帽的小虎的头部，致使安全帽脱落（安全帽的帽带未系牢固），后又被坠落砖块击中右颞顶部，小虎当即倒地，左额颞着地（砂土地面），神志不清，右侧外耳道少量鲜血流出，伤后10分钟左右清醒，但自己无法回忆受伤过程，再次陷入昏迷。送医院途中曾反复呕吐，到医院急诊室医生检查发现：嗜睡，格拉斯哥昏迷计分（GCS）14分，双侧瞳孔等大等圆，直径2.5 mm，对光反射灵敏。右颞顶头皮肿胀，左侧肢体肌力4级，左侧病理征阳性。急诊头部CT检查提示：右侧颞顶颅内血肿，中线结构左移，左额颞叶脑挫伤，颅骨骨折。

关键词

创伤（trauma）

脑挫伤（cerebral contusion）

颅内血肿（intracranial hematoma）

颅内压增高（increased intracranial pressure）

学习议题 / 提示问题

1. 颅脑损伤的分类是什么？
2. 格拉斯哥昏迷计分的方法和意义是什么？
3. 颅脑损伤的发生机制是什么？
4. 不同部位脑挫伤和颅内血肿的临床表现是什么？
5. 颅脑损伤类型中有哪些为直接损伤？
6. 颅脑损伤后伤情程度和评判标准是什么？具体内容是什么？
7. 颅脑损伤如何分类？脑挫伤和颅内血肿分别属于哪一类损伤？
8. 左侧肢体肌力下降的解剖学基础是什么？嗜睡是如何发生的？
9. 该病例是否有颅内压增高？通过何种机制引起颅内压增高？颅内压增高的危害（后果）有哪些？该病例为哪一类型的颅内压增高？如何处理？

10. 该患者是否存在脑疝？如何判定？

11. 患者马马虎虎的不良习惯带来了灾难性的后果，应如何预防？

12. 关注农民工的安全意识、建筑工地现场施工安全等问题。

教师引导

1. 引导学生关注施工中安全防护和创伤之间的关系。

2. 引导学生认识颅脑损伤的发生机制和病理，推演临床表现，进行相关检查和确立诊断，并提出治疗原则。

第二幕

患者被要求急诊住院行手术治疗，立即准备右侧开颅清除颅内血肿，术中见颅内压高，硬膜外血肿量约 50 ml，清除血肿后颅内压下降，骨窗处组织凹陷（因硬膜外血肿压迫），近颅底活动性出血，电灼出血的血管而止血。然后剪开硬脑膜探查硬膜下腔无出血和挫伤。进行上述手术操作期间，凹陷的脑组织渐渐复位，且出现脑组织向外膨出的倾向，止血满意后，随即关颅。手术结束后查看右侧瞳孔直径 2.5 mm，左侧瞳孔直径 5.0 mm，对光反射均消失。马上急查颅脑 CT，结果提示：① 右侧颞顶开颅术后改变；② 左侧额颞脑挫伤，硬膜下血肿；③ 脑肿胀，左侧明显，中线结构右移；④ 脑疝形成。立即再入手术室，行左侧额颞开颅血肿清除术和去大骨瓣减压术，术毕左侧瞳孔回缩，直径 2.5 mm，对光反射消失。带气管插管返回病房，术后患者生命体征稳定，呈昏迷状。

关键词

对冲伤（contrecoup injury）

脑水肿（cerebral edema）

脑疝（cerebral hernia）

去骨瓣减压术（decompressive craniectomy）

学习议题 / 提示问题

1. 该病例右颞顶部受打击，为何出现左侧额颞挫伤和硬膜下血肿？
2. 对冲伤的概念和发生机制是什么？
3. 颅内血肿的类型、常见出血来源、相应的临床表现是什么？如何处理？
4. 脑水肿类型及其发生机制是什么？如何与脑肿胀（brain swelling）区别？
5. 脑疝的概念是什么？脑疝的常见类型、各型脑疝的病理和临床表现是什么？
6. 脑疝的发生机制是什么？如何识别和急救处理？
7. 去骨瓣减压术的定义是什么？该手术的适应证和手术要点是什么？
8. 患者伤后右侧外耳道出血如何处理？应警惕什么？
9. 开放性颅脑损伤的处理原则是什么？

教师引导

1. 引导学生讨论创伤发生后继发性脑损伤的病理变化、如何采取措施（医疗干预，如药物和手术）阻断病理演变。

2. 关注去骨瓣减压术应达到何种目的，不必关注其具体手术操作细节。

四、参考资料

1. 赵玉沛，陈孝平. 外科学. 3 版. 北京：人民卫生出版社，2015.

2. 江基尧. 颅脑创伤诊断与治疗——临床实践与思考. 北京：人民卫生出版社，2014.

3. 刘佰运. 实用颅脑创伤学. 北京：人民卫生出版社，2016.

4. 同济大学上海市第十人民医院神经外科第四版重型颅脑损伤救治指南翻译组. 重型颅脑损伤救治指南第四版. 中华神经创伤外科电子杂志，2016，2（5）：S1-S96.

肌肉与骨骼模块

案例

肌肉与骨骼模块介绍

【课程概述】

本模块是器官系统整合课程之一，开课时间为大三第一学期。本课程包括56学时，其中理论课44学时，讨论课（含PBL、案例分析）12学时。

【课程总体目标】

1. 阐述骨科学的定义、范畴及发展史。

2. 对比分析肌肉与骨骼系统正常和异常影像，骨关节感染、代谢性骨病影像表现，骨关节创伤及退变性骨病的影像学表现。

3. 熟练操作常见四肢、脊柱的理学检查，并能够描述其临床意义。

4. 对常见上下肢骨折及关节损伤进行分类，阐述其发病机制、临床表现、诊断及治疗原则。

5. 对脊柱及骨盆骨折进行分类，阐述其发病机制、临床表现、诊断及治疗原则。

6. 对比脊髓及周围神经损伤，阐述其发病机制、临床表现、诊断、鉴别诊断及治疗原则。

7. 对比感染性及非感染性关节炎，阐述其发病机制、临床表现、诊断、鉴别诊断及治疗原则。

8. 对骨肿瘤进行分类，阐述良性及恶性骨肿瘤的临床表现、诊断、鉴别诊断及治疗原则。

9. 描述显微外科的范畴，了解手外伤及断肢（指）再植。

10. 列举常见慢性损伤，阐述其发病机制、临床表现、诊断、鉴别诊断及治疗原则。

11. 对运动系统畸形进行分类，阐述常见畸形的病因、临床表现、诊断、鉴别诊断及治疗。

PBL 案例教师版

出租车司机的烦恼

课程名称：肌肉与骨骼模块

使用年级：三年级

撰 写 者：胡 军 赵 迪

审 查 者：PBL 工作组

汕头大学医学院
ShanTou University Medical College

一、案例设计缘由与目的

（一）涵盖的课程概念

本次课程为“肌肉与骨骼”模块中的腰椎间盘突出症 PBL 讨论案例。本阶段学生对骨科学总论已有一定了解，此案例是“肌肉与骨骼”模块各论 PBL 案例。案例中以出租车司机这一久坐群体的常见现象“腰腿酸痛”作为引子，患者由于不良的职业习惯“久坐”，导致腰椎间盘突出压迫神经而致腰腿酸痛，引入不同病程阶段治疗的差异。希望学生通过该案例的PBL讨论，重点掌握腰椎间盘突出症的解剖基础、发病诱因、常见症状、责任节段定位、鉴别诊断、非手术治疗及手术治疗指征。

（二）涵盖的学科内容

解剖层面　腰椎间盘突出症的好发节段是什么？

骨科层面　腰椎间盘突出症的常见临床表现是什么？责任节段定位是什么？

影像层面　腰椎退行性变、腰椎间盘突出症的不同影像学表现是什么？

治疗层面　腰椎间盘突出症非手术治疗及手术治疗的选择是什么？

行为层面　哪些日常生活或职业习惯可能加重腰椎退变？如何避免？

康复层面　如何进行锻炼及康复？

（三）案例摘要

此案例描述的是一位出租车司机因为长期开车久坐后出现不适，从腰痛发展至腰腿疼痛，甚至出现二便等功能障碍的疾病诊治过程。在这个症状反复及逐步加重的过程中接受一般治疗、药物治疗到手术治疗等不同阶段治疗，最后得到良好恢复。

（四）案例关键词

腰椎退行性变（lumbar degeneration）

腰椎间盘突出症（lumbar intervertebral disc protrusion）

坐骨神经痛（sciatica）

直腿抬高试验（Lasègue sign）

直腿抬高试验加强试验（Bragard sign）

腰椎正侧位片（lumbar anterior-posterior and lateral radiograph）

过伸过屈位片（flexion-extension radiograph）

腰椎 MRI（lumbar MRI）

责任节段（responsible section）

二、整体案例教学目标

（一）学生应具备的背景知识

学生已经学习了“肌肉与骨骼”模块课程中骨科学总论及腰椎间盘突出症部分，对骨科常见查体阳性表现、常见疾病等已有一定的知识积累，同时学习过脊髓及周围神经系统解剖知识，并且具有一定的影像学及药理基础知识。

（二）学习议题或目标

1. 群体 – 社区 – 制度（population，P）

引导学生重视提高对常见疾病的基本防治方法以及正确生活方式的认知。

2. 行为 – 习惯 – 伦理（behavior，B）

哪些日常生活习惯可能加重腰椎退变？如何进行预防及相关功能锻炼？

3. 生命 – 自然 – 科学（life science，L）

（1）列举常见腰腿痛的原因。

（2）定义腰椎间盘突出症，描述腰椎间盘突出症的临床表现、影像学表现及诊治原则。

（3）不同影像学检查的区别是什么？如何正确选择合理的影像学检查，以避免过度检查？

（4）比较腰椎间盘突出症不同节段治疗方案，把握治疗指征。

三、整体案例的教师指引

1. 本案例分成 2 个剧幕，涵盖不同概念及学习议题，让学生体会疾病不同阶段的诊治。教师的角色是帮助学生学习，帮助学生达成学习目标的制订，最终将学习项目总结归纳为 6 ~ 8 项学习目标。

2. 本案例内容涵盖知识点比较多，包括常见腰腿痛的原因、不同影像学检查的表现、治疗的选择等，需要学生根据案例的发展逐一分析。腰椎间盘突出症的影像学定位与体征相符程度是明确诊断的重点，引导学生对比影像学及体征。

3. 让学生对患者的一些日常行为进行梳理和思考，由此引导学生提高对一些常见疾病的基本防治方法以及正确生活方式的认知。

4. 鼓励学生对医生行为进行讨论，引发医学生对规范医学行为、道德与职业素养及人文关怀等方面的思考。

第一幕

李先生，58 岁，出租车司机，平常每日需开车 10 ~ 12 小时。自诉 5 年前在用力关车门时感觉“闪到腰部”，突然出现腰部疼痛，当时只有腰部疼痛，没有下肢放射及麻木、乏力等情况；初始疼痛不是很明显，回家休息后，发现腰痛逐渐加重，难以起床。然后到附近社区医院就诊，医生给他拍腰椎正侧位片，显示腰椎退行性变（右图）。医生告诉他是“腰椎间盘突出症”，给他吃了“布洛芬缓释胶囊”，外搽药酒。在家吃药及卧床休息 3 天后，腰痛明显好转，1 周左右即恢复正常工作。

20 天后，没有诱因下出现腰痛并伴有左下肢麻木、疼痛，再次到原社区医院，诊断为“坐骨神经痛”，再次予上次药物口服及外搽药酒，加上在家静养。半个多月过去了，症状不见好转，疼痛以坐位及夜间为甚，咳嗽时加重。腰部疼痛及下肢麻木给李先生的日常生活及工作带来了极大的不便，李先生担心脊柱有严重疾病，决定到大医院进一步诊治。

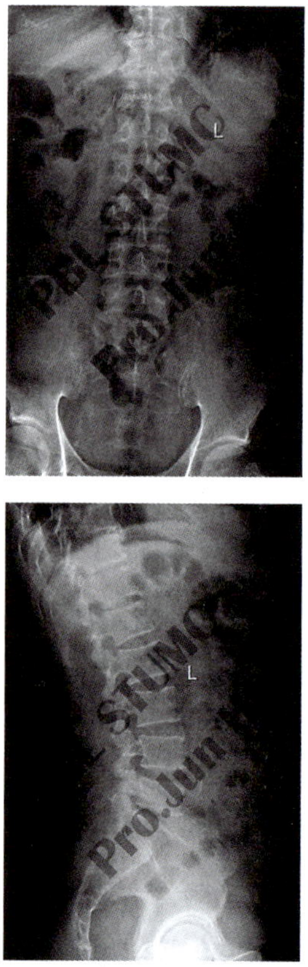

腰椎正侧位 X 线片

关键词

腰椎退行性变（lumbar degeneration）

腰椎间盘突出症（lumbar intervertebral disc protrusion）

坐骨神经痛（sciatica）

腰椎正侧位片（lumbar anterior-posterior and lateral radiograph）

重点议题 / 提示问题

1. 什么是腰椎退行性变？腰椎退变的原因是什么？其解剖学基础是什么？

2. 什么是腰椎间盘突出症？常见原因是什么？有哪些病理分型？

3. 符合案例中患者 5 年前腰痛可能的疾病有哪些？社区医生诊断为“腰椎间盘突出症”，诊断合理吗？常见腰痛原因如何鉴别？

4. 腰椎退行性变及腰椎间盘突出症常规影像学检查及常见征象有哪些？

5. 腰椎间盘突出症非手术治疗方案是什么？

6. 案例中患者有哪些不良生活 / 职业习惯？如何改善？

教师引导

1. 本案例第一幕出现的症状与体征线索比较多，提供疾病的不同阶段的两次发病信息，学生能够比较容易地定位学习目标，但容易将重点放在单一疾病“腰椎间盘突出症”上，无法发散学习相关需鉴别诊断的疾病，如腰肌劳损、梨状肌综合征、肿瘤等，引导学生列出及梳理症状和体征，全面分析，对可能的疾病、需要做的检查进行思考；另外，此幕未提供具体体格检查信息，可引导学生进行初步讨论。

2. 让学生关注案例中一些影像学检查，如什么是腰椎退行性变？还可以做什么检查？

3. 让学生对患者的一些日常行为进行罗列，并进行思考，由此引导学生加强对一些常见疾病的基本防治方法，以及正确生活方式的认知。

第二幕

李先生来到医院门诊，门诊医生给他做了详细的专科检查：脊柱外观未见明显畸形，生理曲度存在，腰 4、5 棘突及左侧棘突旁压痛、叩击痛，并有左下肢放射痛，左侧臀部无压痛，无放射痛，左踇指背伸肌肌力 4 级，左小腿外侧、左足背皮肤感觉迟钝；直腿抬高试验：左侧 10° 阳性，加强试验阳性，右侧 80° 阴性，加强试验阴性；双下肢腱反射对称存在，病理征未引出；发病后胃纳可，夜寐欠佳，二便可。建议李先生行腰椎 MRI 及 X 线腰椎正侧位、过伸过屈位片检查，第二天拿到腰椎 MRI 检查结果（下图）。门诊医生建议住院治疗，李先生住院进行保守治疗 7 天，症状稍有好转，第 8 天起床时腰部疼痛再次加剧、下肢麻木加重，同时出现了排尿困难以及肛周麻木。

鉴于上述情况，科室组织了病例讨论后建议为李先生立即手术治疗，在患者及家属同意手术后，行经后路腰椎间盘摘除椎间融合钉棒内固定术。术后予以营养神经、中药内服、功能锻炼等。手术治疗 2 周后出院，腰痛及下肢痛症状消失，但遗留少许第 2、3 跖骨背侧麻木，不影响日常生活。

出院后随访 2 年，李先生能一直坚持按照出院时医生、护士指导的方法进行日常保健及锻炼，述左足部麻木症状于术后半年恢复正常，未再出现腰腿痛及下肢麻木现象，每日能正常工作和生活。

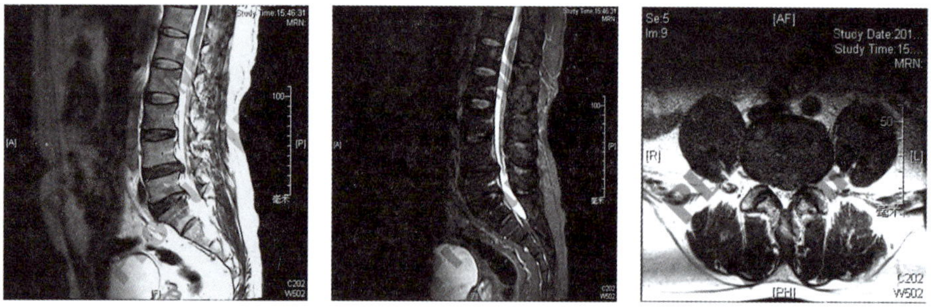

术前 MRI 资料

关键词

腰椎间盘突出症（lumbar intervertebral disc protrusion）

直腿抬高试验（Lasègue sign）

直腿抬高试验加强试验（Bragard sign）

过伸过屈位片（flexion-extension radiograph）

腰椎 MRI（lumbar MRI）

责任节段（responsible section）

重点议题 / 提示问题

1. 为什么患者保守治疗第 7 天症状缓解？
2. 第 8 天突然加重，发生了什么事情？
3. 腰椎间盘突出症的典型症状体征包括哪些？肌力如何分级？
4. 腰椎过伸过屈位片的影像学意义是什么？
5. 腰椎间盘突出症的责任节段如何定位？
6. 腰椎间盘突出症的其他治疗方法及指征有哪些？
7. 哪些日常生活习惯可能加重腰椎退变？如何进行预防及相关功能锻炼？

教师引导

1. 在第二幕，学生能够讨论腰椎间盘突出症的症状、体格检查、进一步检查及治疗等，注意与第一幕的临床表现串联起来，引导学生了解该疾病的进展过程。

2. 第二幕仅提供了 MRI 资料，提及腰椎过伸过屈位片，引导学生与第一幕的 X 线片资料进行对比，比较不同影像学检查得到的信息及侧重点，讨论影像学检查的合理选择及应用。

3. 大部分腰椎间盘突出症可通过非手术治疗方式治愈，引导学生查找非手术治疗及手术治疗方案相关信息，体会如何根据指征选择不同手术治疗方案，进一步了解腰椎间盘突出症的诊治原则。

4. 第二幕提供了详细的体格检查信息及影像学资料，引导学生学习不同责任节段的典型表现。

5. 脊柱关节退变性疾病的进展与患者的生活职业习惯存在相关性，此幕虽未再次提及患者的职业，但承接上一幕，患者术后进行日常保健和锻炼，引导学生从日常行为上去体会肌肉骨骼疾病的一般诊治及预防。

四、参考资料

1. 陈孝平，汪建平，赵继宗 . 外科学 . 9 版 . 北京：人民卫生出版社，2018.

2. 胥少汀，葛宝丰，徐印坎 . 实用骨科学 . 3 版 . 北京：人民军医出版社，2005.

3. 参考网站: https://www.uptodate.com/contents/search?search=lumbar%20disc%20herniation&sp=0&source=USER_INPUT&searchOffset=1&autoComplete=false&language=zh-Hans&max=10&index=&autoCompleteTerm=

PBL 案例教师版

困扰李先生的疼痛的膝关节

课程名称：肌肉与骨骼模块

使用年级：三年级

撰 写 者：胡　军

审 查 者：PBL 工作组

汕头大学医学院
ShanTou University Medical College

一、案例设计缘由与目的

（一）涵盖的课程概念

本次课程为“肌肉与骨骼”模块中的非化脓性关节炎——骨关节炎 PBL 讨论案例，重点是膝关节退行性变。本阶段学生对骨科常见疾病已有一定了解，案例中以老年患者膝关节肿痛作为引子，通过对疾病症状变化的描述，提起学生的学习兴趣，以了解膝关节退行性变的诊治。希望学生通过该案例 PBL 讨论，了解膝关节骨关节炎的危险因素，重点学习膝关节骨关节炎的病因和病理、临床表现（疼痛、功能障碍、畸形）、影像学表现、诊断及鉴别诊断、非手术治疗及手术治疗。

（二）涵盖的学科内容

解剖层面　膝关节骨关节炎涉及哪些解剖结构?

病理层面　膝关节骨关节炎发生了什么病理改变？其病理发展过程如何?

诊断层面　膝关节骨关节炎有什么常见临床表现？其影像学表现如何?

治疗层面　如何选择非手术治疗或手术治疗?

行为层面　哪些日常生活或职业习惯可能加重膝关节退变？其他危险因素呢？如何进行锻炼及康复?

（三）案例摘要

此案例描述的是一名教师步入老年后膝关节肿痛的变化及诊治。该教师年轻时长时间站立、行走，年老时膝关节酸痛，早期通过一段时间的保守治疗，症状有所缓解，但随着年龄逐渐增大，双膝关节酸痛逐渐加重，甚至出现了关节畸形及活动受限，进行膝关节置换后，生活质量较术前得到了明显提高。

（四）案例关键词

膝关节退行性变（knee joint degeneration）

骨关节炎（osteoarthritis）

非甾体类抗炎药（nonsteroidal antiinflammatory drugs，NSAIDs）

内翻畸形（varus deformity）

膝关节研磨试验（knee grinding test）

浮髌征（floating patella sign）

人工膝关节表面置换术（knee arthroplasty）

二、整体案例教学目标

（一）学生应具备的背景知识

学生已经学习过膝关节解剖相关知识，学习了“肌肉与骨骼”模块课程中骨科学总论及骨关节炎部分，同时对骨科常见疾病、查体常见阳性表现等已有一定的知识积累，且具有一定的影像学、药理基础知识。

（二）学习议题或目标

1. 群体 – 社区 – 制度（population，P）

了解膝关节骨关节炎的流行病学，讨论骨关节炎的危险因素及预防治疗措施。

2. 行为 – 习惯 – 伦理（behavior，B）

（1）患者有哪些不良生活及职业习惯？怎样改善？

（2）李先生的关节问题与其职业及体重存在何种关系？

（3）引导学生提高对一些常见疾病的基本防治方法及正确生活方式的认知。

3. 生命 – 自然 – 科学（life science，L）

（1）什么是膝关节退行性变？导致退变的可能因素是什么？其解剖学基础是什么？

（2）阐述膝关节肿痛的诊断思路。

（3）影像学对膝关节退行性变的评价作用是什么？

（4）阐述膝关节骨关节炎的病因及病理机制。

（5）阐述体重指数及与膝关节退变间的关系。

（6）了解膝关节退变规范化阶梯治疗原则。

三、整体案例的教师指引

1. 本案例分成 2 个剧幕，涵盖不同概念及学习议题，让学生体会疾病不同阶段的诊治。教师的角色是帮助学生学习，帮助学生达成学习目标的制订，最终将学习项目总结归纳为 6 ~ 8 项学习目标。

2. 本案例内容涵盖知识点比较多，包括常见膝关节疼痛的原因、临床表现、影像学表现、治疗的选择及预防措施等，需要学生根据案例的发展逐一分析。膝关节疼痛有很多病因，若没有一个良好的诊治思路，则容易形成思维局限。在深入学习膝关节骨关节炎知识前后，需要逐渐培养学生的临床思维能力。

3. 让学生对患者的一些日常行为进行梳理并思考，由此引导学生提高对一些常见疾病的基本防治方法及正确生活方式的认知。

第一幕

李先生，70 岁，退休前是一名高中老师。10 年前李先生感觉自己双膝关节酸痛，时好时坏，有时候休息一下就缓解了。但最近 3 年，双侧膝关节疼痛逐渐加重，发展到站立及行走受到限制（左下图）。原来每天步行 1 小时，现在只能走 20 分钟。期间曾到社区医院看病，经医生询问病史，李先生诉除双侧膝关节疼痛外，右腕及右手多个关节也有疼痛，医生给李先生拍了双侧膝关节的 X 线片（右下图），发现双侧膝关节有严重的退行性改变，当时医生建议理疗及口服非甾体类抗炎药。治疗一段时间疼痛症状有所缓解。近半年，双膝关节疼痛逐渐加重，严重影响到日常生活，不能散步及上下楼。李先生还发现自己双侧膝关节已经变形，出现了 O 型腿。医生给患者检查了与关节症状有关的血液检查，让他转诊到上级医院就诊。

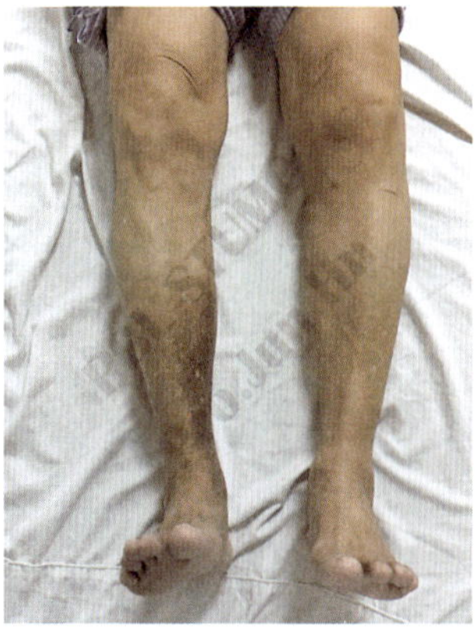

膝关节外观照片

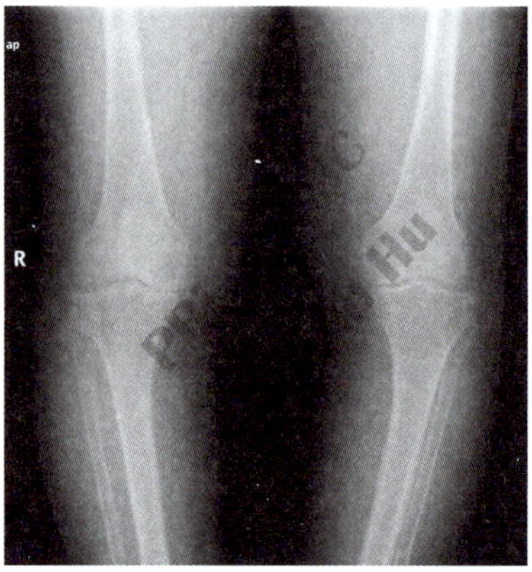

X 线片

关键词

膝关节退行性变（knee joint degeneration）

骨关节炎（osteoarthritis）

非甾体类抗炎药（nonsteroidal antiinflammatory drugs，NSAIDs）

O 型腿（varus knee）

重点议题 / 提示问题

1. 什么是膝关节退行性变？导致退变的可能因素是什么？其解剖学基础是什么？

2. O 型腿的形成原因有哪些？

3. 影像学对膝关节退行性变的评价作用是什么？

4. 膝关节退行性变的非药物治疗及药物治疗方案是什么？

5. 案例中患者有哪些不良生活 / 职业习惯？怎样改善？

教师引导

1. 本案例第一幕出现的症状与体征线索比较多，提供疾病不同阶段的两次发病信息，学生能够比较容易定位学习目标，但容易将重点放在单一疾病“膝关节退行性变”上，无法发散学习相关需鉴别诊断的疾病，如膝关节感染性病变，引导学生列出和梳理症状和体征，全面分析，对可能的疾病、需要做的检查进行思考；治疗上此幕集中在非手术治疗，引导学生建立膝关节退行性变阶梯治疗原则。

2. 让学生关注案例中一些影像学检查结果，如什么是膝关节退行性变？还可以做什么检查？

3. 让学生对患者的一些日常行为进行罗列，并进行思考，由此引导学生重视加强对一些常见疾病的基本防治方法及正确生活方式的认知。

第二幕

李先生到本市一家三甲医院骨科就诊。医生详细了解了李先生年轻时双膝关节的状况、职业工作习惯、饮食及生活习惯，并给李先生进行了详细的体格检查：体重 75 kg，身高 168 cm。发现双侧膝关节严重内翻畸形，没有红肿现象。双侧膝内侧间隙压痛，膝关节不能完全伸直，双侧膝关节研磨试验阳性，双侧浮髌征阴性。

李先生双侧膝关节站立位 X 线检查提示双侧膝关节严重退变，内侧间隙消失，髌股间隙消失，骨赘增生明显，双侧胫骨内侧一定程度骨缺损；类风湿因子正常；CRP、ESR 不高。医生对李先生初步诊断为双侧膝关节骨关节炎，并建议李先生住院手术治疗。

李先生听从了医生的建议，住院并接受了双侧人工全膝关节表面置换术，术后第二天就可以离床下地站立及行走，常规预防深静脉栓塞（DVT），常规复查双侧膝关节 X 线片（如下图）。

李先生术后 1 个月来到医院复查，可以不借助助行器行走，也可以上下楼。李先生自诉术后疼痛彻底缓解，双腿变直了，O 型腿不见了，双下肢也不肿胀了。

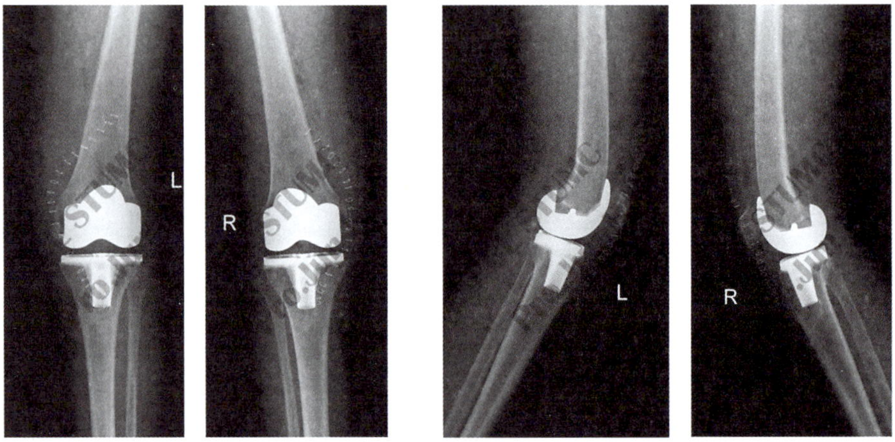

术后 X 线片

关键词

内翻畸形（varus deformity）

膝关节研磨试验（knee grinding test）

浮髌征（floating patella sign）

膝关节骨关节炎（osteoarthritis of the knee）

人工膝关节表面置换术（knee arthroplasty）

重点议题 / 提示问题

1. 膝关节肿痛的诊断思路是什么？
2. 膝关节骨关节炎的病因及病理机制是什么？
3. 膝关节退变的危险因素有哪些？
4. 了解膝关节退变规范化阶梯治疗原则。
5. 该患者手术治疗的目的和意义是什么？

教师引导

1. 第二幕学生能够讨论膝关节退行性变的症状、体格检查、影像学检查、进一步检查及治疗等，注意与第一幕的临床表现串联起来，引导学生了解该疾病的进展过程。

2. 第二幕在病史采集中着重提到了患者的职业、生活习惯、身高及体重等信息，引导学生理解这些信息的意义，讨论膝关节骨关节炎的危险因素、日常预防及社会意义。

3. 第二幕仅提供了 X 线资料，术前还需要完善什么检查？术后要注意什么特殊护理？讨论影像学检查的合理选择及应用。

4. 引导学生查找非药物治疗、药物治疗及手术治疗方案相关信息，体会不同治疗方案及其指征的把握，进一步了解膝关节退行性变阶梯治疗的诊治原则。

5. 骨关节炎的进展与患者的职业习惯、生活习惯存在相关性，其严重程度对患者日常生活造成了很大影响。案例两幕中对患者术前、术后生活质量的描述，让学生更深刻地体会膝关节骨关节炎对生活的影响及治疗意义，并引导和提高学生从患者日常行为和生活习惯中去体会骨关节炎的一般诊治及预防原则。

四、参考资料

1. 陈孝平，汪建平，赵继宗．外科学．9 版．北京：人民卫生出版社，2018.

2. 胥少汀，葛宝丰，徐印坎．实用骨科学．3 版，北京：人民军医出版社，2005.

3. 参考网站：https://www.uptodate.com/contents/search?search=knee%20osteoarthritis&sp=0&source=USER_INPUT&searchOffset=1&autoComplete=false&language=zh-Hans&max=10&index=&autoCompleteTerm=

五、PBL 课后学生形成的学习目标

A 组

1. 膝关节的解剖结构。
2. 骨关节炎患者的骨质及软骨炎症的病理生理情况。
3. O 型腿的成因。
4. 膝关节及髋关节的物理承重情况。
5. 如何进行体格检查？
6. 骨关节炎的发生机制、危险因素及治疗方法。
7. 双侧人工全膝关节表面置换术的适应证及其预后。
8. 如何对骨关节炎患者进行早期干预？
9. 骨关节炎的保守治疗。
10. 理疗的分类及作用。
11. 如何决定骨关节炎患者的手术方案？

B 组

1. 引起膝关节疼痛的疾病有哪些？如何与膝关节骨关节炎进行鉴别诊断？

2. 双侧膝关节骨关节炎的流行病学、发病机制、病理生理、临床症状、诊断、治疗、预防与预后。

3. 双侧人工全膝关节表面置换术的指征及并发症。

4. 膝关节研磨试验的定义、操作方法及意义。

5. 膝关节退行性病变不同病程的治疗方法。

6. 对骨关节炎高发职业人群的早期体检及跟踪随访相关内容。

PBL 案例教师版

骑摩托车玩微信酿成的苦果

课程名称：肌肉与骨骼模块

使用年级：三年级

撰 写 者：胡 军

审 查 者：PBL 工作组

汕头大学医学院
ShanTou University Medical College

一、案例设计缘由与目的

（一）涵盖的课程概念

本次课程为“肌肉与骨骼”模块中的脊柱及脊髓损伤、骨折 PBL 讨论案例，重点是创伤性截瘫及股骨颈骨折。本阶段学生对创伤骨科疾病已有一定了解。案例从一派祥和的情景出发，后画风骤变，一场车祸发生了，随之而来的是严重后果，以此提起学生的学习兴趣及警示作用。希望学生通过该案例的 PBL 讨论，一是让学生学习院前急救的技能，提高接诊高能量损伤患者的能力，通过全面查体减少漏诊；二是复习脊柱、髋关节的解剖知识，认识创伤性截瘫、髋关节置换术中的常见并发症及其防治。

（二）涵盖的学科内容

解剖层面　脊柱解剖、髋关节解剖。

骨科层面　创伤性截瘫、髋部骨折的常见临床表现、并发症及其防治。

影像学层面　脊柱四肢骨折影像学表现。

急救层面　院前急救如何避免加重损伤？

（三）案例摘要

此案例描述的是一场由于开摩托车玩手机不慎发生的车祸，伤者伤后出现胸背部疼痛，逐渐出现双下肢感觉、运动能力丧失。随后检查提示胸椎爆裂性骨折、脊髓横断。限期手术治疗数天后发现下肢畸形，完善检查提示右股骨颈骨折。行关节置换后，患者右下肢逐渐肿胀，后突发胸闷气促，抢救无效死亡。

（四）案例关键词

弛缓性瘫痪（flaccid paralysis）

院前急救（pre-hospital rescue）

肌力（myodynamia）

生理反射（physiological reflex）

病理反射（pathological reflex）

提睾反射（cremasteric reflex）

肛门反射（anal reflex）
爆裂性骨折（burst fracture）
股骨颈骨折（femoral neck fracture）
脊髓横断（spinal cord transection）
深静脉栓塞（deep vein embolization）

二、整体案例教学目标

（一）学生应具备的背景知识

学生已经学习了“肌肉与骨骼”模块课程中骨科学总论、创伤、脊柱退变的部分知识，对骨科常见查体阳性表现、常见疾病等已有一定的知识积累。

（二）学习议题或目标

1. 群体－社区－制度（population，P）
对院前急救注意事项如何进行科普教育？
2. 行为－习惯－伦理（behavior，B）
（1）急救现场常有不规范急救行为出现，有些行为可能延误抢救及加重损伤，院前急救可能出现的状况及应对措施有哪些？
（2）临床诊疗活动中不可避免地存在一些家属难以接受的情况，如坏消息，如何进行此类医患沟通？
（3）如何评价漏诊、误诊现象？如果出现漏诊、误诊，如何进行有效沟通？
3. 生命－自然－科学（life science，L）
（1）不同影像学检查的区别是什么？如何正确选择合理的影像学检查？
（2）受伤机制的分析对病情分析的作用是什么？
（3）脊柱脊髓损伤的常见病因、临床表现、影像学表现、诊治原则是什么？
（4）截瘫及髋部骨折围术期常见并发症及防治有哪些？

三、整体案例的教师指引

1. 本案例分成 2 个剧幕，涵盖不同概念及学习议题，让学生体会疾病不同阶段的诊治。教师的角色是帮助学生学习，帮助学生达成学习目标的制订，最终将学习项目总结归纳为 6 ~ 8 项学习目标。

2. 本案例内容涵盖知识点比较多，包括创伤骨折受伤机制、院前急救、脊柱及髋部解剖结构、创伤性截瘫临床及影像学表现、髋部骨折临床及影像学表现、骨科围术期常见并发症及其防治、坏消息告知的医患沟通技能等。教师需要指引学生根据案例的发展逐一分析，逐渐培养学生的临床思维能力，从院前急救到院内治疗，从受伤机制到分析伤情，从原发病治疗到并发症的防治。同时培养学生诊治患者时的细腻心思、同理心及同情心等人文素养。

3. 让学生对患者的日常行为进行梳理，并进行思考，由此引导学生提高对一些常见疾病的基本防治方法以及正确生活方式的认知。

4. 此案例中伤者病情重，恢复差，培养学生坏消息告知的医患沟通能力；并且该案例存在漏诊，此时，通过如何跟患者及家属交代病情，又如何避免漏诊、误诊，鼓励学生对医生行为进行讨论，引发医学生对规范医学行为、道德与职业素养及人文关怀等方面的思考。

第一幕

金秋十月，硕果累累，今年的庄稼收成格外喜人，年近 70 岁的老王养殖大青蟹亦喜获丰收。老王从早忙到晚，送货送个不停，老王是忙在手里，乐在心上。这不，刚吃完午饭，市场的老陈又订了好几十只大螃蟹，老王乐呵呵地开着摩托车往市场赶去。揣在兜里的手机响个不停，老王心里喜滋滋想着，估计又有微商向他订货了。于是，一边快速开着摩托车，一边掏出手机来看微信。突然轰地一声，摩托车撞到了电线杆上，老王一头栽到了路旁的沟壑里，当即感到头晕目眩，胸背部剧烈疼痛。老王试图手脚并用往上爬，但无济于事，猛然一屁股又栽了下去。路人发现老王，纷纷上去帮忙，大家七手八脚将其抬到马路边，随后拨打 120 急救电话。

老王被送到急诊室，医师详细询问病史及查体，老王仍能清楚回答医师的问题。老王告诉医师，受伤后胸背部剧烈疼痛，当时双脚还能动。医师检查发现老王双下肢无明显畸形、呈弛缓性瘫痪，双侧腹股沟以下痛温觉消失，双下肢肌力 0 级，双下肢生理反射消失，提睾反射及肛门反射消失，病理反射未引出。医师随后完善相关辅助检查，急诊 X 线片（图 1）提示第 11 胸椎爆裂性骨折，送病房住院治疗。

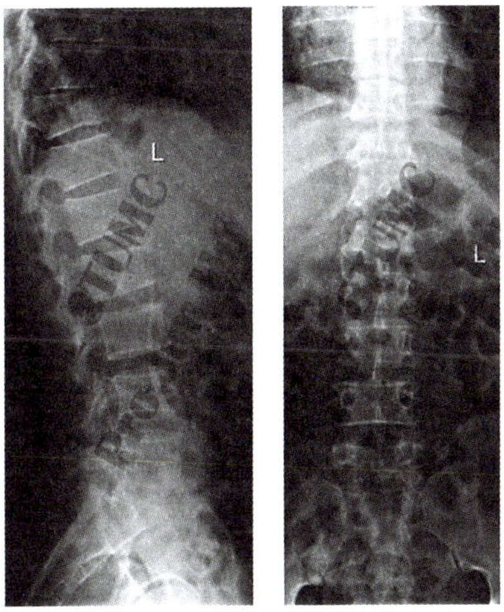

图1　急诊 X 线片

关键词

弛缓性瘫痪（flaccid paralysis）

院前急救（pre-hospital rescue）

肌力（myodynamia）

生理反射（physiological reflex）

病理反射（pathological reflex）

提睾反射（cremasteric reflex）

肛门反射（anal reflex）

爆裂性骨折（burst fracture）

重点议题 / 提示问题

1. 描述胸椎解剖结构特点。
2. 列举脊柱损伤的原因。
3. 列举继发性脊髓损伤的原因。

4. 阐述脊髓损伤院前急救的注意要点、科普注意事项。

5. 胸椎骨折脱位是何种能量损伤？

6. 入院后应该完善哪些检查？

7. 描述胸髓损伤并截瘫的临床表现。

教师引导

1. 此案例学生容易忽略院前急救这一关键阶段，第一幕描述了院前非专业人员的急救表现，适当提醒院前急救中可能存在的错误，科普院前急救的常见错误及注意事项。

2. 描述了伤后病情在院前、院内的变化，引导学生思考脊柱脊髓解剖及继发性脊髓损伤的原因。

3. 胸椎骨折脱位是高能量损伤，引导学生建立正确的接诊流程及思路，思考需要采集什么病史、做什么体格检查及进一步检查。

第二幕

老王住院后，医生给予完善胸椎 CT、MRI 及 X 线检查（图 2 ～图 4），结果提示第 11 胸椎爆裂性骨折，脊髓横断，椎管内骨块占位。医生告诉老王家属，必须马上进行手术治疗，但是预计术后恢复效果较差，望其做好心理准备。家属一开始难以接受病情，经过与医生的反复沟通，老王及家属终于接受了医生的建议，但依然非常担忧。

住院后的第二天，医生为患者进行了后路椎板减压钉棒内固定术，手术顺利完成。但是术后双下肢的感觉和力量未见明显恢复，家属在护理人员的指导下开始为患者进行下肢的康复训练。

术后第10天医生查房发现，右下肢外旋明显，然后医生给老王拍了骨盆X线片，发现右股骨颈骨折，骨盆X线片如图5所示。老王家属表示很不理解，为什么入院这么久突然出现新的骨折。医生告知入院时股骨颈即存在无移位骨折，后面在搬运、康复锻炼中出现移位。经反复解释，家属对病情表示理解，医生建议其再次行右人工股骨头置换术，手术顺利。术后第5天，老王右下肢逐渐红肿，经B超检查，发现右下肢出现深静脉栓塞。术后第7天，老王突发胸闷气促，经抢救无效死亡，家属对此难以接受，希望医生能够给予合理解释。

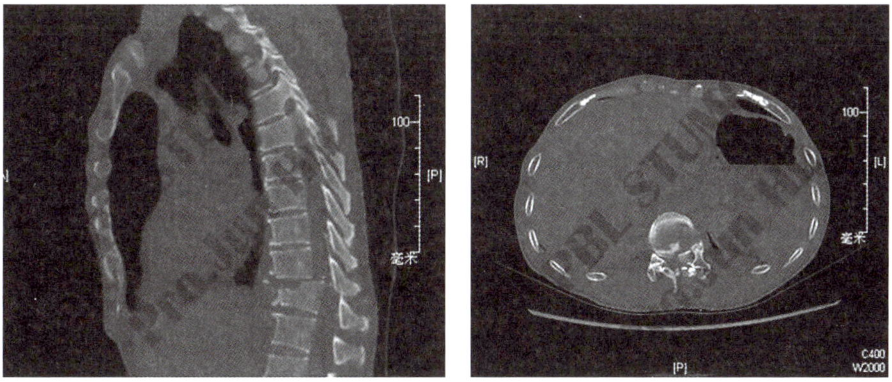

图2　术前CT

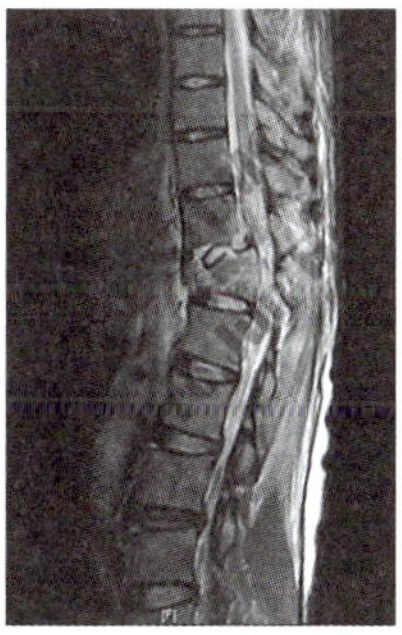

图3　术前MRI

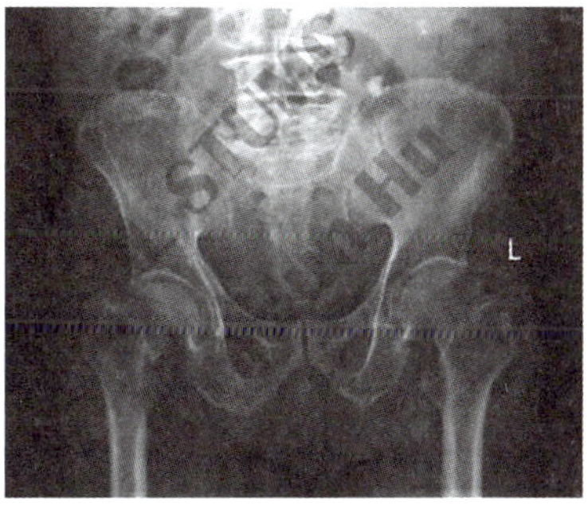

图4　术前X线片

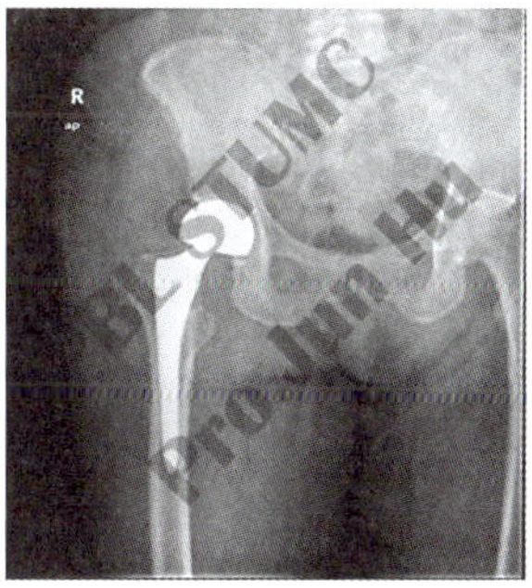

图5　术后X线片

关键词

爆裂性骨折（burst fracture）

脊髓横断（spinal cord transection）

深静脉栓塞（deep vein embolization）

重点议题 / 提示问题

1. 截瘫围术期的常见并发症有什么？
2. 髋关节解剖结构特点如何？
3. 该案例中股骨颈无移位骨折的漏诊因素及注意事项有哪些？
4. 髋关节置换的常见并发症有哪些？
5. 如何分析患者死亡原因？肺栓塞的常见原因有哪些？
6. 术前术后需要完善什么检查？有什么特殊护理需要注意？

教师引导

1. 第二幕对创伤性截瘫手术治疗并未进行详尽的描述，可引导学生在认知脊柱脊髓损伤的解剖基础上，引出手术治疗方案，作为PBL案例讨论的拓展；此幕虽未明确指出诊疗过程中存在的漏诊行为，可引导学生识别该行为，并分析该漏诊发生的可能原因及注意事项。

2. 第二幕强调了术后并发症的发生、发展及结果，引起学生对骨科围术期常见并发症的认知，着重分析下肢深静脉血栓形成及肺栓塞发生的原因。

3. 引导学生查找骨科常见围术期并发症的相关信息，学习常见并发症的防治，思考术前还需要完善什么检查、术后有什么特殊护理注意。

4. 引导学生学习股骨颈骨折的解剖学基础、分型、临床症状、围术期注意事项、手术治疗方案及常见并发症。

四、参考资料

1. 陈孝平，汪建平，赵继宗．外科学．9版．北京：人民卫生出版社，2018.

2. 胥少汀，葛宝丰，徐印坎．实用骨科学．3版．北京：人民军医出版社，2005.

3. 参考网站：https://www.uptodate.com/contents/search?search=spinal%20cord%20injury&sp=0&source=USER_INPUT&searchOffset=1&autoComplete=false&language=zh-Hans&max=10&index=&autoCompleteTerm=

五、PBL课后学生形成的学习目标

第一幕

1. 了解对脊柱创伤的患者，医疗人员如何正确急救并搬运，以及非医疗人员如何正确处理。

2. 掌握瘫痪的概念和分类。

3. 掌握截瘫的概念、临床表现、诊断和治疗。

4. 熟悉肢体浅感觉和深感觉的神经传导通路。

5. 熟悉提睾反射和肛门反射的责任脊髓节段。

6. 了解第11胸椎水平的脊柱解剖结构、脊髓节段和脊神经。

7. 了解脊柱骨折的分类及其各类别的影像学特点。

第二幕

1. 了解治疗胸椎爆裂性骨折和脊髓横断的手术方法。

2. 了解术后下肢逐渐肿胀的原因及其预防方法。

3. 针对案例中的患者，了解如何系统检查以避免漏诊。

4. 了解对因医生漏诊引起的医疗事故，我们应该如何跟患者家属沟通。

六、PBL课后学生对案例的反馈

内容上，案例的第一幕对患者的受伤经过描述得简洁凝练、重点突出，其中“大家七手八脚将其抬到马路边”这一情节明显地引起我们的注意，我们联系了患者在受伤时的运动功能从尚可到送院后变为弛缓性瘫，有理由怀疑路人的举动是错误的，同时对脊柱损伤患者的急救搬运感到好奇，于是顺理成章地提出“针对脊柱损伤患者的正确急救搬运”这一学习目标。案例对患者送院后的体征定位明确且有共同点，比如“双下肢弛缓性瘫”“双腹股沟以下痛温觉消失”等，这些线索使我们对患者受伤部位定位产生疑问，于是我们根据线索的暗示，提出关于神经系统体征相应的神经分布的学习目标，比如“掌握双侧腹股沟水平以上和以下的浅感觉相应的责任脊髓节段”。第一幕最后 X 线片结果为“爆裂性骨折”，具体的检查结果描述一如既往地引起我们的重视，于是我们提出了“掌握脊柱骨折分类及其概念”这一学习目标。

但是，第一幕对患者的基本信息以及送院后的临床表现描述得不够全面。经过讨论，我们一致认为案例撰写者应该在第一幕先简述患者的一般情况，如年龄、既往史等；在送院后先描述患者的基本生命体征，理由是对于急诊病例，急诊医生第一步就是检查患者的基本生命体征是否正常且稳定。其次，第一幕对患者的神经系统功能体检中描述了浅感觉中的痛温觉、运动功能中的肌力和神经反射的结果，而没有描述浅感觉中的粗触觉、深感觉、肌张力的检查结果，这导致我们争执上述没有描述的神经体检结果是正常还是撰写者忘了描述，所以我们建议撰写者把它们补充完整。经过学习后，我们发现案例并没有描述患者从受伤到手术的时间间隔，这对我们判断患者脊柱脊髓创伤有没有超过减压手术的黄金时间产生困难。如果能加上，不但方便我们判断，而且能在第一次讨论课时引起我们的注意，从而有机会让我们对创伤性脊柱脊髓损伤手术的黄金时间提出学习目标。对于第二幕，我们认为结束得稍有些草草。因为患者的死亡归因于医生的漏诊，所以这里可以增加人文情节，比如医生对家属的坏消息告知以及家属和医生发生冲突，这样能让我们对案例的角色行为层面（behavior）有更多的讨论余地。

逻辑上，案例内容后呼应。比如第一幕患者出现双下肢弛缓性瘫、生理反射消失与第二幕的 MRI 结果“脊髓横断”相呼应，有利于我们判断出患者的瘫痪属于上运动神经元性瘫痪并能用脊休克解释体征。

案例呈现的影像图片建议发放电子版，最好无水印，方便我们阅片。

（谢梓彬）

PBL 案例教师版

关节亮红灯

课程名称：肌肉与骨骼模块

使用年级：三年级

撰 写 者：胡 军 林海明

审 查 者：PBL 工作组

汕头大学医学院
ShanTou University Medical College

一、案例设计缘由与目的

（一）涵盖的课程概念

本次课程为“肌肉与骨骼”模块中的股骨头坏死 PBL 讨论案例。本阶段学生对骨科常见疾病有了较多认识，通过该案例的讨论，希望学生能够综合运用“肌肉与骨骼”模块的知识，为进一步提高临床思维、诊疗能力打下基础。该案例综合性比较强，讲述的是一位壮年患者双侧股骨头坏死合并病理骨折，在诊疗中由于应激反应而出现高热以及炎症指标增高，经过治疗排除感染，最终痊愈出院。一方面，希望学生能够了解股骨头坏死的常见原因、临床表现、影像学表现及诊疗原则；另一方面，让学生能够综合、动态地评估患者病情，体会围术期患者管理的特点，提高对围术期各种临床表现的判断分析能力。

（二）涵盖的学科内容

解剖层面　髋关节解剖、股骨头血供。

病理层面　股骨头坏死的病理改变。

临床层面　股骨头缺血坏死的常见临床表现。

影像学层面　股骨头缺血坏死不同时期的影像学表现及分期。

治疗层面　股骨头坏死手术治疗及非手术治疗的选择。

药理层面　抗凝药物。

感染层面　围术期发热及各项炎症指标判断分析。

行为层面　可能加重股骨头缺血坏死的危险因素。

康复层面　髋关节置换术后的康复训练。

（三）案例摘要

此案例是根据临床真实病例改编的，描述的是渔民黄先生因长期酗酒及高强度劳动，导致双髋疼痛，随后长期服用中药治疗，双髋部疼痛渐渐加重，影响日常工作，直至一天突然双髋部剧烈疼痛，才不得不住院诊疗。住院期间患者出现粪便隐血试验阳性，提示存在消化道出血，手术后又出现不明原因高热及 C 反应蛋白（CRP）、红细胞沉降率等炎症指标升高。医疗团队经综合分析判断后排除感染，最终患者康复出院，生活质量得到提高。

（四）案例关键词

酗酒（excessive drinking）

中药（traditional Chinese medicine）

股骨头坏死（femoral head necrosis）

病理性骨折（pathological fracture）

Garden 分型（Garden classification）

皮肤牵引（skin traction）

粪便隐血试验（occult blood test）

C 反应蛋白（C-reactive protein，CRP）

红细胞沉降率（erythrocyte sedimentation rate，ESR）

降钙素原（procalcitonin）

创伤应激（traumatic stress）

拜瑞妥（xarelto）

二、整体案例教学目标

（一）学生应具备的背景知识

学生应已学习了“肌肉与骨骼”模块课程中的骨科学总论，对骨科常见查体的阳性表现、常见疾病等已有一定的知识积累，并掌握激素、抗凝药物、镇痛药物等相关药理知识。

（二）学习议题或目标

1. 群体 – 社区 – 制度（population，P）

股骨头缺血性坏死常发生在什么人群？

2. 行为 – 习惯 – 伦理（behavior，B）

医护人员在遇到医学难题或诊疗困难时需要怎样面对和处理困境?

3. 生命 – 自然 – 科学（life science，L）

（1）股骨头缺血性坏死的常见病因有什么?

（2）股骨头缺血性坏死的常见临床表现有什么?

（3）股骨头缺血性坏死的影像学分期及不同分期的特点是什么?

（4）股骨头缺血性坏死不同分期的常见治疗方式是什么？

（5）人工髋关节置换术的常见并发症及其预防诊疗措施有哪些？

（6）围术期常见并发症及诊疗措施有哪些？

（7）炎症指标在创伤后及人工关节置换术中的意义是什么？

（8）创伤应激反应有什么表现？

三、整体案例的教师指引

1. 本案例内容涵盖知识点比较多，包括股骨头缺血性坏死的病因、临床表现、影像学诊断、围术期管理、手术治疗等，需要学生根据案例的发展逐一分析。导致股骨头缺血性坏死的原因有很多，学生容易局限于描述最明显的一个原因“酗酒”，从而忽略了高强度劳动、药物，特别是激素等的影响。另外，该患者围术期出现消化道溃疡、发热等并发症，引导学生思考创伤应激反应、围术期管理，学习可能出现的并发症及其诊疗。

2. 传统医学的发展观正面临西医的冲击，存在着发展动力不足，甚至存在部分不良现象，引导学生对比中医学的优缺点，讨论中医何去何从。

3. 让学生对患者的一些日常行为进行梳理，并进行思考，由此引导学生加强对一些常见疾病的基本防治方法以及正确生活方式的认知。

4. 鼓励学生对医生行为进行讨论，引发其对医学生的规范医学行为、道德与职业素养及人文关怀等方面的思考。

第一幕

53 岁的黄先生出生在海边渔村，16 岁起便靠捕鱼为生，日常工作繁重，每天收工后喜欢和其他渔民一起畅饮解乏。久而久之，黄先生养成了酗酒的习惯，每日三餐都要喝酒，每次至少半斤白酒。10 年前一向身体健壮的黄先生开始觉得双侧大腿根部酸痛，当时他觉得是天气潮湿，可能是风湿造成的，所以没有特别重视，继续饮酒取暖。他的孩子还在当地配了些中药孝敬父亲，老黄服用后，疼痛得到明显缓解，继续出海捕鱼，每次发作的时候就会喝两杯酒暖暖身。

2 周前，老黄扛着 50 多斤的鱼筐下船时突然出现双侧大腿根部剧烈疼痛并瘫倒在地，由其他渔民送到当地卫生院，拍片发现双侧股骨颈骨折（右图）。医生告诉老黄当地卫生院不具备治疗条件，建议转上级医院进一步治疗。

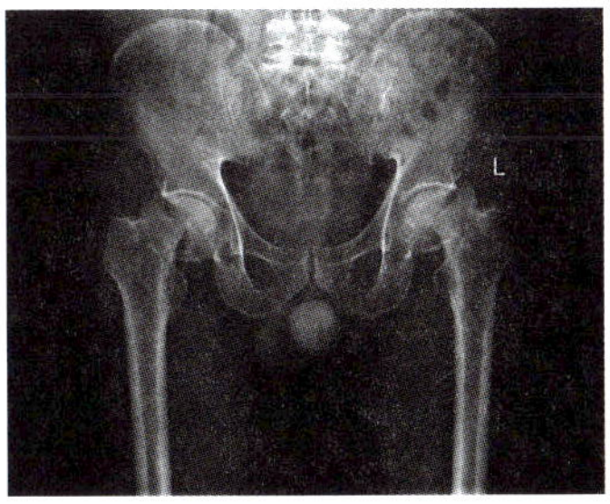

X 线片

关键词

酗酒（excessive drinking）

中药（traditional Chinese medicine）

重点议题 / 提示问题

1. 什么是股骨颈骨折？影像学表现是什么？有什么临床表现？
2. 患者的病情与酗酒或中药是否有关系？
3. 常见大腿根部酸痛的疾病有哪些？需要怎么鉴别？
4. 此幕中 X 线片提示存在什么问题？
5. 案例中患者有哪些不良生活习惯？怎样改善？

教师引导

1. 本案例第一幕中内容并不多，主要是让学生能够熟练运用 PBL 学习方法，充分挖掘案例内容。学生容易将注意力集中在“酗酒”上，而忽略高强度劳动、自行服用配制药物等的影响，可引导学生列出和梳理症状和体征，全面分析，对可能的疾病、需要做的检查进行思考。

2. 让学生关注案例中的 X 线片，对 X 线片进行阅读并发现可能的问题，如是否只有股骨颈骨折，同时引导学生讨论观察股骨头缺血性坏死。

3. 让学生对患者的一些日常行为进行罗列和思考，由此引导学生提高对一些常见疾病的基本防治方法及正确生活方式的认知。

第二幕

黄先生经过熟人介绍，到当地三甲医院就诊，当即办理住院。入院时黄先生呈强迫体位，坐轮椅入院。查体见双下肢略外旋畸形，双髋外侧叩痛，双侧腹股沟压痛，双侧髋关节屈伸展收各项活动因疼痛未能配合检查，双下肢未见肿胀，末梢血运可。

入院后黄先生接受了双下肢皮肤牵引固定，进行了三大常规、生化、凝血功能、ESR、CRP、降钙素原、胸部平片、心电图、骨盆平片等检查。骨盆平片示：双侧股骨颈下型骨折（Garden Ⅳ型）合并双侧股骨头缺血坏死（左Ⅳ期，右Ⅲ期），CRP 68 mg/L，ESR 10 mm/h，WBC 10.3×10^9/L，NE 69.52%。

入院后组织了全科病例讨论，初步诊断：双侧股骨头坏死并股骨颈病理性骨折。因为患者出现粪便隐血试验（++++），请消化内科会诊。内科医生考虑创伤应激所致。经过治疗，黄先生粪便隐血试验转阴，全科讨论下一步治疗为一期双侧人工全髋关节置换术。老黄接受了手术治疗，手术后第二天就下地行走并进行康复训练，同时口服利伐沙班（拜瑞妥）治疗。术后第二天晚上，患者出现发热，体温 39 ℃，复查 CRP 123.5 mg/L，ESR 65 mm/h，WBC 11.9×10^9/L，NE 74.5%，手术切口未见红肿渗液，血液培养阴性，降钙素原阴性。主管医生认为患者不排除术后感染，第二天开始使用抗菌药物。

高热持续 3 天，至手术后 1 周黄先生体温才逐渐降至正常；同时切口恢复良好，手术后 2 周拆线。术后病理报告示：双侧股骨头表面软骨变性坏死，伴纤维组织增生及钙化，骨小梁变薄、部分坏死，骨小梁间脂肪组织变性、坏死并纤维化，符合骨质疏松并坏死。出院前复查血常规、CRP、ESR 及降钙素原均正常。老黄出院前咨询医生以后是否可以进行重体力劳动，继续出海捕鱼，手术医生告诉他没问题，老黄听后非常高兴，步行出院。

关键词

股骨头坏死（femoral head necrosis）

病理性骨折（pathological fracture）

Garden 分型（Garden classification）

皮肤牵引（skin traction）

粪便隐血试验（occult blood test）

CRP（C-reactive protein）

红细胞沉降率（erythrocyte sedimentation rate）

降钙素原（procalcitonin）

创伤应激（traumatic stress）

利伐沙班（拜瑞妥）（rivaroxaban）

重点议题 / 提示问题

1. 分析患者发热的可能原因。
2. 什么是股骨头坏死？股骨头的血供是怎样的？
3. 什么是病理性骨折？
4. 掌握股骨颈骨折的 Garden 分型。
5. 描述股骨头缺血性坏死的影像学分期。
6. 什么是粪便隐血试验？有什么意义？常见粪便隐血试验阳性的情况有哪些？
7. 什么是皮肤牵引？骨科常用牵引术有哪些？
8. 创伤后炎症因子是怎样变化的？如何与感染鉴别？
9. 人工关节置换术后抗凝治疗方案是怎样的？有什么注意事项？

10. 人工关节置换术后的常见并发症有哪些？

11. 人工关节置换术后如何进行康复训练？

教师引导

1. 第二幕学生能够讨论股骨头坏死合并股骨颈骨折的影像学表现、临床表现、分型、分期及诊治等，注意与第一幕的病史联系起来，分析股骨头坏死发病的常见原因、与并发症发生的关系。

2. 患者围术期出现粪便隐血试验（++++），引导学生分析其可能的原因，以及与患者病史的相关性，包括酗酒、药物、创伤应激等。

3. 患者术后发热是常见术后表现，可能与创伤应激、血肿吸收、手术感染、尿管引起泌尿系感染等相关。案例中患者术后高热原因不明，并未给予标准答案，但涉及的临床思考甚多，包括原因分析、抗菌药物使用、病情变化追踪等。可引导学生思考是否属于医院内感染，并鼓励学生延伸到医院内感染的来源、常见病原体及防控措施等方面进行一定的讨论。

四、参考资料

1. 陈孝平，汪建平，赵继宗 . 外科学 . 9 版 . 北京：人民卫生出版社，2018.

2. 胥少汀，葛宝丰，徐印坎 . 实用骨科学 . 3 版 . 北京：人民军医出版社，2005.

3. Neumaier M，Braun KF，Sandmann G，et al. C-reactive protein in orthopaedic surgery. Acta Chirurgiae Orthopaedicae et Traumatologiae Cechoslovaca，2015，82 (5)：327-331.

4. Tarik M，Husain MD，David H，et al. C-reactive protein and erythrocyte sedimentation rate in orthopaedics. The University of Pennsylvania Orthopedic Journal，2012，15：13 - 16.

5. 参考网站：https://www.uptodate.com/contents/search?search=femoral%20head%20necrosis&sp=0&source=USER_INPUT&searchOffset=1&autoComplete=false&language=zh-Hans&max=10&index=&autoCompleteTerm=

PBL 案例教师版

留守儿童的辛酸跛行史

课程名称：肌肉与骨骼模块

使用年级：三年级

撰 写 者：赵 迪 林海明

审 查 者：PBL 工作组

汕头大学医学院

ShanTou University Medical College

一、案例设计缘由与目的

（一）涵盖的课程概念

本次课程为“肌肉与骨骼”模块中的小儿骨科的PBL讨论案例，内容为“发育性髋关节发育不良（DDH）”。本阶段学生对骨科学总论已有一定了解，通过该案例的讨论，为小儿骨科进一步深入学习打下基础。案例中以小儿骨科中常见现象“跛行”作为引子，由于家属没有及早重视患儿跛行的情况，导致疾病逐渐加重，影响生活学习，展现为不同病情变化下治疗方案的选择。一方面，希望学生通过该案例的讨论，重点掌握DDH的病因、临床表现、影像学表现、不同年龄阶段治疗方案选择及并发症等；另一方面，引发医学生在医学行为、道德与职业素养以及人文关怀等方面进行更深入的思考。

（二）涵盖的学科内容

解剖组织层面　髋关节的组成、组织结构特点；关节先天畸形的胚胎学基础。

遗传层面　DDH的遗传学基础。

影像学层面　DDH的影像学表现。

临床层面　髋关节运动有何特点？在整个运动系统中发挥何种作用？如何选择DDH的保守治疗以及手术治疗？

行为层面　该案例患儿早期治疗阶段医生的治疗行为是否得当？随访是否及时和充分？面对患者及其家属的不配合、不理解，医生该如何处置？

社会层面　如何看待留守儿童，因为父母关爱不到位或者相关知识的欠缺，导致疾病诊治延误及带来的不良后果？

（三）案例摘要

此案例根据临床真实病例改编，描述留守儿童晶晶因发现跛行后接受一系列诊断及治疗的过程。患儿在明确诊断后行石膏矫正治疗，后来失去随访，跛行症状再次出现，随着年龄增长越来越严重，导致最后需要手术治疗，同时也出现了相关手术并发症。

（四）案例关键词

留守儿童（left-behind child）

发育性髋关节发育不良（developmental dysplasia of hip）
跛行（claudication）
Allis 征（Allis sign）
单足站立试验（Trendelenburg test）
沈通线（Shenton's line）
Perkins 方块（Perkins line）
髋臼指数（acetabular index）
石膏治疗（plaster treatment）
DDH 矫形术（orthopedics of DDH）
关节活动受限（limitation of joint mobility）

二、整体案例教学目标

（一）学生应具备的背景知识

学生应学习了“肌肉与骨骼”模块课程中的解剖和骨科学总论，对关节结构以及发育性疾病等已有一定的知识积累。同时学生应该具备基本的解剖学知识和影像学知识，能够掌握阅读 X 线片的原则，并能初步读懂 X 线片。

（二）学习议题或目标

1. 群体 – 社区 – 制度（population，P）

（1）对比中国及其他国家新生儿筛查 DDH 的情况，讨论中国儿童 DDH 筛查的意义。

（2）描述儿童 DDH 筛查的方法。

2. 行为 – 习惯 – 伦理（behavior，B）

（1）列举小儿常见跛行的原因。

（2）描述婴幼儿、儿童常见 DDH 的行为表现。

3. 生命 – 自然 – 科学（life science，L）

（1）列举 DDH 可能的病因。

（2）描述 DDH 的病理基础。

（3）描述髋关节组成及其周围解剖结构。

（4）列举 DDH 体征以及如何进行体格检查。

（5）阐述 DDH 不同阶段的诊断。

（6）依据 X 线片，能够对 DDH 进行分型。

（7）DDH 不同年龄阶段治疗方式有哪些？如何选择不同术式？

（8）列举 DDH 术后常见并发症及其处理方式。

三、整体案例的教师指引

本案例内容涵盖知识点比较多，包括骨科 X 线片阅读、髋关节解剖结构、髋关节发育过程及特点、DDH 不同年龄阶段临床表现及治疗方式、术后并发症等，需要学生根据案例的发展逐一分析，教师可适时提醒，如可问学生为何有的患者可以通过保守治疗获得良好效果，有的患者最后需要手术治疗，比较不同术式的效果是否有差异，引导学生全面思考。

儿科疾病诊疗，特别是在先天性发育不良疾病的诊疗过程中，医患之间的配合对治疗的效果起到关键作用。引导学生讨论医患行为，患儿早期治疗阶段医生的治疗行为是否得当？其随访是否及时和充分？面对患者及其家属的不配合、不理解，医生该如何处置？

让学生关注留守儿童这一特殊群体，以及家庭、学校、社会对于这个群体照顾所起到的作用。由此引导学生加强对一些疾病的早期发现、早期治疗的重视，对于特殊人群特殊疾病的筛查以及科普的认知。鼓励学生对留守儿童现象以及按时随访重要性等议题进行讨论。鼓励学生思考，如何让一个跛行孩子继续融入到正常学习生活中。引发医学生对规范医学行为、道德与职业素养及人文关怀等方面的思考。

第一幕

晶晶出生于广东省沿海农村，家庭贫困，父母外出打工，村里有很多像晶晶一样的留守儿童。与周围其他孩子不一样的是，晶晶 18 个月才开始行走。因为父母不在身边，奶奶独自照顾晶晶，行走问题并没有得到重视。

晶晶 26 个月大时，探亲回家的母亲发现她走路较慢、步态不稳，跟其他小朋友玩耍时容易摔倒，于是带晶晶到当地镇医院诊治。当时医生询问孩子的出生情况，有没有难产、窒息抢救病史，既往有没有高热或者髋关节活动障碍等病史、疫苗预防接种缺漏史等，晶晶母亲都予以否认。查体：脊柱、双上肢发育无异常，行走时跛行步态明显，双侧臀纹不对称，左侧臀纹加深，Allis 征（+），左侧膝关节较右侧低；左侧单足站立试验（+），右侧单足站立试验（-）；左下肢较右下肢短 2.0 cm。医生决定先给晶晶拍摄骨盆正位 X 线片（图 1）：左股骨头骨化中心小，并向外上方移位，位于 Perkins 方格外上象限，左侧沈通线不连续，左侧髋臼指数 45°；右侧股骨头骨化中心大致位于 Perkins 方格内下象限，右侧沈通线欠连续，右侧髋臼指数 25°。

根据骨盆正位 X 线片，晶晶初步诊断为：左侧发育性髋关节发育不良伴左侧髋关节脱位；疑右侧发育性髋关节发育不良（DDH）。由于当地医疗条件有限，晶晶母亲在当地医生介绍下，到市区三甲医院小儿骨科就诊。专家确定了 DDH 的诊断，结合年龄因素，医生决定先行石膏矫正治疗，术后复查结果见图 2。半年后石膏拆除，晶晶仍然步态不稳，但尚能忍受，家人没有重视，也没有听从医生建议去医院复诊。

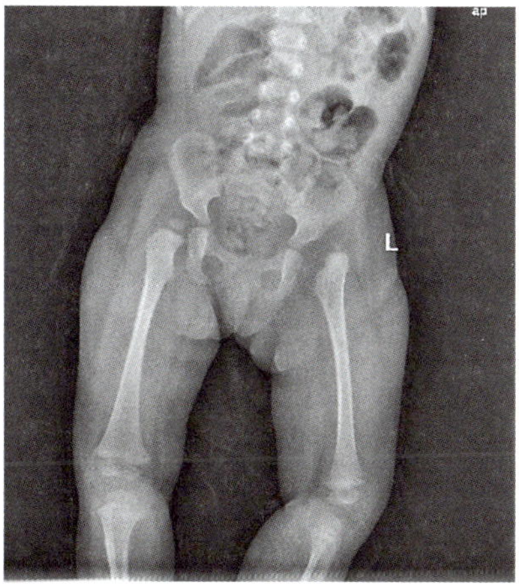

图 1　骨盆正位片

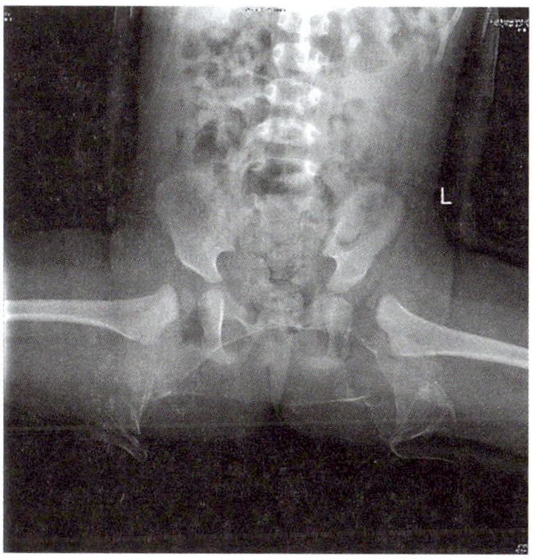

图 2　石膏矫正治疗术后复查结果

关键词

留守儿童（left-behind child）

跛行（claudication）

Allis 征（Allis sign）

单足站立试验（Trendelenburg test）

沈通线（Shenton's line）

Perkins 方块（Perkins line）

髋臼指数（acetabular index）

重点议题／提示问题

1. 髋关节组成及其周围解剖结构如何？

2. 跛行的常见病因有什么？如何鉴别？

3. 如何进行 Allis 征检查？ Allis 征阳性的意义是什么？

4. 如何进行单腿站立试验？如何判断阳性和阴性？

5. 髋臼指数的定义是什么？

6. Perkins 象限、沈通线对于诊断髋关节脱位的意义是什么？

7. 依据 X 线片，对发育性髋关节发育不良进行分型，请在 X 线片上，划出我们需要的辅助线。

8. DDH 石膏治疗的意义是什么？

9. 如何看待留守儿童因为父母关爱不到位或者相关知识的欠缺，导致延误诊治所带来的不良后果？

教师引导

1. 本案例第一幕给出较多症状与体征线索，学生可能先入为主，容易将重点放在某个疾病上，从而忽略了跛行的其他原因，不利于鉴别诊断（如脑瘫、化脓性髋关节炎合并髋关节脱位等），可引导学生列出和梳理症状和体征，全面分析，对可能的疾病、需要做的检查进行思考。

2. 本案例通过病史、体征、影像学资料描述等相关资料，对 DDH 客观资料做了较多阐述，鼓励学生深入学习 DDH 分型。

3. 引导学生讨论医患行为，患儿早期治疗阶段医生的治疗行为是否得当，其随访是否及时和充分，面对患者及其家属的不配合、不理解，医生该如何处置。

第二幕

至 12 岁时，晶晶行走与别的同学明显不同，走路一瘸一拐，跑步时容易摔倒，影响日常活动，她心里十分自卑。13 岁那年，她跟母亲哭诉学校同学嘲笑她，母亲无奈，带孩子回原三甲医院就诊。医生给晶晶做了详细的体格检查，查体示：跛行步态，左臀部、左大腿肌肉较右侧萎缩，左髋关节活动可，Allis 征（+），左侧单足站立试验（+），左下肢较右下肢短约 2.5 cm。

医生为晶晶重新拍了骨盆正位 X 线片（图 3），结果显示：左侧发育性髋关节发育不良伴髋关节脱位。经过科室讨论，决定为晶晶进行截骨矫形手术治疗。

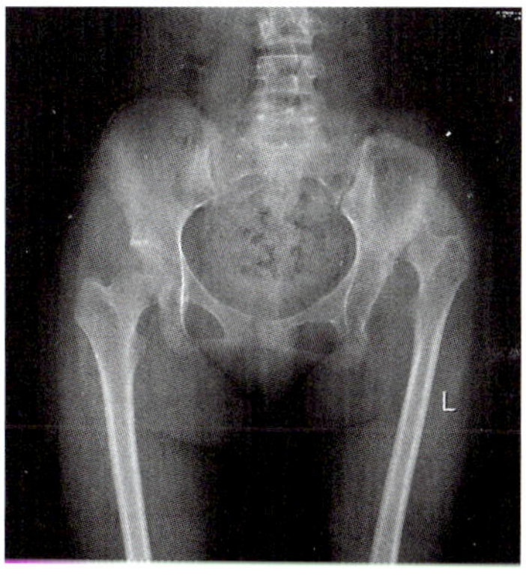

图 3　骨盆正位片

签知情同意书时，告知家属该疾病需要定期随诊观察，成人后可能需要进行关节置换术。手术后晶晶拆线回家，左髋人字支具保护。6周后，晶晶拆掉支具开始锻炼，但是发现左髋关节活动受限。医生建议住院。在麻醉下行关节手法松解术，术后第2天，晶晶出院后继续功能训练。此后晶晶定期复查，步态逐渐正常。

如今，行走自如的晶晶已成家了，老公很爱她，女儿也即将出生。晶晶非常担心，孩子会不会遗传她的疾病？

关键词

先天性髋关节发育不良（developmental dysplasia of hip，DDH）

DDH 矫形术（orthopedics of DDH）

关节活动受限（limitation of joint mobility）

重点议题 / 提示问题

1. 什么是 DDH ？有什么症状和体征？如何诊断？
2. DDH 的可能病因是什么？
3. DDH 的病理基础有哪些？
4. DDH 不同年龄阶段治疗方式有哪些？如何选择？
5. 列举 DDH 术后常见并发症及其处理方式。
6. DDH 患者什么时候需要进行人工关节置换术？
7. DDH 是否遗传？其流行病学特征是怎样的？

教师引导

1. 第二幕学生能够讨论 DDH 的临床表现、诊断等，注意与第一幕的临床表现串联起来，尤其是整个疾病的发生发展过程，这是小儿骨科的特点。

2. 引导学生查看文献和综述，了解 DDH 可能病因及研究进展，包括流行病学、遗传学、病理学相关资料。

3. 注意引导学生复习髋关节组成及其周围的解剖结构，并了解各个结构在手术处理时应该注意的事项。

4. 引导学生列举所有能够查阅到的 DDH 的手术方式，分析其异同及各自优势，鼓励学生延伸到术后并发症的处理，同时探讨 DDH 患者进行人工关节置换术的指征。

四、参考资料

1. 陈孝平，汪建平，赵继宗 . 外科学 . 9 版 . 北京：人民卫生出版社，2018.

2. 胥少汀，葛宝丰，徐印坎 . 实用骨科学 . 3 版 . 北京：人民军医出版社，2005.

3. 参考网站：

https://www.uptodate.com/contents/search?search=Developmental%20dysplasia%20of%20the%20hip&sp=0&source=USER_INPUT&searchOffset=1&autoComplete=false&language=zh-Hans&max=10&index=&autoCompleteTerm=

性-生殖-发育模块

案例

性 - 生殖 - 发育模块介绍

【课程概述】

“性 - 生殖 - 发育”模块是一门由人类生殖基础与临床、小儿生长发育和性学概论三个部分整合而成的课程。本课程共 58 学时，其中理论课 40 学时，实验课 6 学时，TBL 6 学时，PBL 4 学时，见习 2 学时。

【课程总体目标】

1. 阐述 “性 - 生殖 - 发育”模块课程的设置概况与意义。
2. 阐述人类配子的形成和受精的条件。
3. 描述人类颜面、呼吸、消化、心血管和泌尿生殖系统的发生过程。
4. 阐述人类生殖的生理特点和病理状况。
5. 列出人类生殖控制和辅助生殖的手段及适应证。
6. 运用人类性行为的特点及影响因素对性功能及性心理障碍进行分析。
7. 阐述人类常见的性传播疾病的临床表现、鉴别诊断和治疗要点。
8. 描述新生儿的特点。

9. 根据小儿体格生长发育及神经行为发育的特点，阐述不同时期儿童的保健重点。

10. 运用小儿营养需求知识解释母乳喂养及人工喂养的优缺点。

11. 阐述小儿营养不良、肥胖症和佝偻病的临床表现、鉴别诊断和治疗要点。

PBL 案例教师版

爱的陷阱

课程名称：性 – 生殖 – 发育模块

使用年级：三年级

撰 写 者：周晓华 曾 萍

审 查 者：PBL 工作组

汕头大学医学院

ShanTou University Medical College

一、案例设计缘由与目的

（一）涵盖的课程概念

本次课程为“性－生殖－发育”模块中的关于母乳喂养及营养性维生素 D 缺乏性佝偻病的 PBL 讨论案例。本阶段学生对小儿生长发育及母乳喂养有了一定了解。通过该案例的讨论，希望学生运用所学的知识，更好地掌握母乳喂养的优缺点，以及不正常喂养可能导致的不良后果。案例中通过两代人的喂养冲突、不正常的母乳喂养，引出由于错误喂养所导致的小儿生长发育落后及相关疾病。一方面，希望通过该案例的 PBL 讨论，引导学生树立正确的喂养观念，正确认识不同喂养方式的优缺点；另一方面，营养性维生素 D 缺乏是引起佝偻病的最主要原因，在发展中国家小儿生长发育领域是一个重要的问题，本案例设置了由于错误喂养导致患儿抽搐的情景，让学生讨论母乳喂养与抽搐之间的关联，引发医学生在医学行为、人文关怀等方面做更深入的思考。

（二）涵盖的学科内容

生理学层面　维生素 D 的来源及代谢过程。

营养学层面　婴儿均衡营养的主要内容是什么？非均衡营养结构对生长发育中的婴儿将引起哪些维生素缺乏？维生素缺乏导致哪些相关疾病？

儿科学层面　婴儿期正确的喂养方式及实施方法是什么？婴儿期儿童保健工作的主要内容是什么？

行为层面　如果发现两代人有喂养冲突，应该如何进行医患沟通？

社会层面　如何提高人群对正确母乳喂养的重要性的认识？

（三）案例摘要

贝贝是全家人的宝贝，全家人都想给他最好的呵护。正因为如此，贝贝 1 岁了，妈妈还在给他纯母乳喂养，爷爷和妈妈之间更是为了贝贝该吃什么、穿什么常有争吵。有一天，贝贝突然出现抽搐，全家人赶紧将他送到医院，检查后发现贝贝是维生素 D 缺乏引起的手足搐搦症。这时，大家才恍然大悟，正是这种缺乏常识的过度保护及爱才把贝贝送进了医院。

通过对此患儿病史、体格检查、实验室检查及诊治经过的学习，使学生了解佝偻病的定义、诊断思路及鉴别诊断，熟悉佝偻病的相关检查项目。

（四）案例关键词

抽搐（tic）
生长发育（growth and development）
萌牙（development of teeth）
佝偻病（rickets）
母乳喂养（breast feeding）

二、整体案例教学目标

（一）学生应具备的背景知识

本案例对象为临床三年级学生。学生已学习了解剖学、药理学、生理学基础内容，在“性－生殖－发育”模块已学习了小儿生长发育总论，可以进行本次关于“生长发育、母乳、佝偻病、两代人喂养冲突”的学习。

（二）学习议题或目标

1. 群体－社区－制度（population，P）
了解社区诊所存在的意义。
2. 行为－习惯－伦理（behavior，B）
（1）了解两代人之间对婴幼儿喂养观念的冲突。
（2）关注母乳喂养的意义、现状及内容、方法。
（3）学习抽搐时应采取的正确处理方式。
3. 生命－自然－科学（life science，L）
（1）学习母乳的优点、生物活性作用、母乳的成分变化。
（2）掌握幼儿进食特点和喂养指南。
（3）了解婴幼儿萌牙的特点。
（4）学习如何评价婴幼儿营养状况。
（5）如何正确认识幼儿保健知识?
（6）了解维生素缺乏与抽搐之间的关联。

三、整体案例的教师指引

本案例分成2个剧幕，涵盖不同概念及学习议题，让学生考虑以下所述的三个层面：群体－社区－制度，行为－习惯－伦理，生命－自然－科学。教师的角色是帮助学生学习，帮助学生制订学习目标，最终将学习项目总结归纳为5～7项学习目标。

本案例内容涵盖的知识相对简单，主要针对不合理喂养所致维生素D缺乏导致的手足抽搐，需要学生根据案例病情的发展逐一提出问题并予以分析。本案例涉及小儿生长发育、母乳喂养、何时添加辅食、纯母乳喂养的婴幼儿应注意额外补充什么以及出现抽搐的可能原因，引导学生全面思考。

让学生对两代人不同喂养观点的冲突进行思考，由此引导学生重视疾病的心理认知和分析，在临床工作中注意关爱患者及给予心理呵护。

鼓励学生转换医生角色，学习病情沟通技巧，规范医学行为、道德与职业素养，引起对人文关怀、疾病预防的宣传指导等方面的思考。

第一幕

贝贝1岁了，长得虎头虎脑，因为三代单传，全家四个大人围着他一个人转。爷爷奶奶听说母乳喂养好处多，就让儿媳坚持纯母乳喂养，未添加辅食，并且要求儿媳辞掉工作，做全职妈妈。

冬日某天，爷爷奶奶照例带着贝贝在小区里转悠，尽管阳光灿烂，但贝贝被裹得严严实实，坐在婴儿车里，仅露出个小脸蛋。邻居大妈摸着贝贝的头说："贝贝1岁了还没有牙齿啊。"爷爷打趣着说："还说呢，他妈妈可为这个担心坏了，说人家小孩这时候都长牙啦，我可不担心，这能吃能睡的，长那么可爱，能有什么问题？"正说着，贝贝突然从喉咙里发出一阵奇怪的声音，似乎呼吸不过来，爷爷奶奶赶忙蹲下查看，发现贝贝表情惊恐地看着他们，双手腕部屈曲，轻微抖动。他们握住贝贝的手，却发现手指僵直，根本掰不开。爷爷连忙抱起贝贝，往社区诊所跑去。"医生，快看看我的宝贝孙子怎么了！"林医生察看了一会儿，赶紧给贝贝肌注了一小瓶药物，过了几分钟，贝贝渐渐地睡了，双手放松了下来。

这时，贝贝父母也赶到了诊所，林医生对他们说："贝贝刚才是抽搐了，持续约 10 分钟，没有发热，估计是'羊癫疯'，你们再去大医院看看吧。"顿时，四个人都傻眼了。

关键词

母乳喂养（breast feeding）
添加辅食（add food supplements）
萌牙（development of teeth）
抽搐（tic）
无热惊厥（non-febrile convulsion）

重点议题 / 提示问题

1. 婴幼儿生长发育的特点和影响因素是什么？
2. 婴幼儿生长发育的一般规律（包括牙齿）是什么？
3. 喂养婴幼儿要注意什么？何时添加辅食？
4. 母乳喂养的优缺点各是什么？纯母乳喂养的婴幼儿应注意额外补充什么？
5. 引起抽搐的可能病因有哪些？如何进行鉴别诊断？
6. 如何看待两代人对婴幼儿喂养观念的冲突？

教师引导

1. 引导学生注意牙齿萌出的规律与喂养的相关性。
2. 本案例希望学生能够讨论引起抽搐的可能病因以及如何进行鉴别诊断。
3. 引导学生关注两代人对婴幼儿喂养观念的冲突。

第二幕

在去往医院的车上，妈妈抱着还在熟睡的贝贝发愣，心想是不是爷爷奶奶给贝贝吃什么东西呛着了，还是摔着了不敢实说。最近一段时间贝贝睡觉特别闹腾，睡不久就醒过来哭，又爱出汗，经常要整宿未眠地照顾他，自己已经严重睡眠不足。到了医院的儿科急诊，在等待就诊过程中贝贝再次抽搐发作，双手跟之前一样屈曲，抖动起来，喉咙里发出“哼嗯哼”的声音。一家人顿时慌了神，惊叫声引来了医生和护士。医生马上给贝贝吸上氧气，查体发现贝贝四肢抽动，两眼上翻，双手腕屈曲，手指伸直，拇指内收，足踝关节伸直，足趾强直下屈。经询问贝贝妈妈，医生了解到贝贝到现在依然只吃母乳，爷爷不让妈妈添加辅食。当即，医生给贝贝静推了药物，不久，贝贝双手开始放松，医生建议最好住院做相关检查。四人不敢怠慢，连忙办理了入院手续。入院后，住院部医生对贝贝进行了更详细的体格检查，查体发现贝贝前囟平软，约 1.0 cm×1.5 cm，肋骨如串珠样突出。并进行了抽血检查，提示：Glu 5.1 mmol/L，血清 25-（OH）D_3 14.5 nmol/L，血总钙 1.75 mmol/L。“果然如我所料。”医生对四个慌张的家属解释道，“孩子是因为维生素 D 缺乏，才引起他这次手足搐搦。”经过医生详细解释，他们才意识到，正是他们对母乳喂养的错误认识，才导致贝贝进了医院。

关键词

易惊（startle）

盗汗（night sweats）

喉头痉挛（laryngeal spasm）

佝偻病（rickets）

重点议题 / 提示问题

1. 维生素 D 的生理功能和代谢分别是怎样的？

2. 维生素 D 缺乏性佝偻病的病因、发病机制及临床表现是什么？
3. 维生素 D 缺乏性手足搐搦症的病因和发病机制是什么？
4. 血清钙水平下降可能引起什么症状？
5. 最有效补充维生素 D 的方式是什么？

教师引导

1. 引导学生关注喂养与维生素 D 缺乏的关联。
2. 引导学生关注维生素 D 缺乏与抽搐的相关性。
3. 引导学生关注面对两代人存在喂养冲突时，应如何进行医患沟通。

四、参考资料

1. 薛辛东 . 儿科学 . 北京：人民卫生出版社，2010.
2. 沈晓明 . 儿科学 . 7 版 . 北京：人民卫生出版社，2008.
3. 陈树宝 . 儿科学 . 北京：科学出版社，2006.
4. 胡亚美，江载芳 . 诸福棠实用儿科学 . 7 版 . 北京：人民卫生出版社，2005.
5.《中华儿科杂志》编辑委员会，中华医学会儿科学分会儿童保健学组，全国佝偻病防治科研协作组 . 维生素 D 缺乏性佝偻病防治建议 . 中华儿科杂志，2008,46(3):190-191.
6. Paediatrics Review. Vitamin D deficiency and rickets-a worldwide disorder. IBS Coulter.Africa health, 2014, 6:47-48.

五、PBL 带教前会议记录

参加者：案例撰写者，模块负责人，带教教师

案例名称：爱的陷阱

会议内容

（一）主要议题（如：案例文化背景，需要注意的问题，针对学生特点需要重点做哪些引导等）

本案例以不明原因的抽搐为引子，描述了两代人的喂养冲突、错误的喂养观念导致的患儿维生素缺乏引起的相关疾病。

本阶段学生对儿童生长发育及母乳喂养有了一定了解，引导学生了解正确的喂养观念，认知维生素缺乏引起的危害。

（二）案例重点问题（如：主要学习目标，如何达成，遇到困难的处理预案）

引导学生认识儿童生长发育、母乳喂养的作用、维生素 D 缺乏的相关危害。同时关注母乳喂养的意义、现状及内容方法，如何缓解两代人之间对婴幼儿喂养观念的冲突。

（三）其他

案例中理论知识较多，教师需要引导学生关注重点，同时引发医学生作为医生针对此类人群人文关怀、医疗沟通技巧以及诊治措施的思考。

六、PBL 带教后会议记录

参加者：案例撰写者，模块负责人，带教教师

案例名称：爱的陷阱

会议内容

（一）案例使用反馈

1. 案例优点

整体案例讨论比较顺利，可以完成相关的学习目标。重点突出，尤其是维生素 D 缺乏性佝偻病的病因、发病机制及临床表现，学生的学习兴趣和讨论积极性都很好。

2. 案例存在的问题（医学专业问题、文字表达，从学生的视角出发存在的问题）

（1）案例中涉及两代人喂养相关知识的有效信息不足，学生更倾向于讨论医学知识相关内容。

（2）在讨论过程中人文关怀和思考较少，有关喂养教育方面的思考较少。

3. 意见或修改建议

（1）案例仅在第一幕的时候提到了爷爷的喂养观念，未能很好地体现出两代人的喂养冲突，可以在第一幕增加相关信息的补充作为铺垫。

（2）针对相关检查，尤其是维生素 D 缺乏相关检查资料较少，可再以检验报告方式提供。

（二）学习目标完成情况

1. 学生基本完成了学习目标，但细节仍有欠缺。未能发散思维到其他抽搐相关疾病。

2. 每个学生学习能力不同，重点不同，但通过分享讨论能达到既定学习目标。

（三）学生表现

1. 学生有很好的讨论经验和技巧，能有效地提出问题，小组学习能力较强，符合临床团队医疗诊疗程序。

2. 部分学生针对持续的此类学习方式表示困惑，更希望多样化的教学方式。

3. 针对维生素 D 缺乏性佝偻病的相关病因、发病机制、临床表现、辅助检查、诊断、治疗方法做出了很好的解释。

PBL 案例教师版

二宝家庭的快乐与烦恼

课程名称：性 – 生殖 – 发育模块

使用年级：三年级

撰 写 者：吴北燕　蔡键玲

审 查 者：PBL 工作组

汕头大学医学院
ShanTou University Medical College

一、案例设计缘由与目的

（一）涵盖的课程概念

本次课程为“性－生殖－发育”模块中关于儿科学的 PBL 讨论案例，内容为“小儿营养与喂养及营养障碍性疾病”。本阶段学生具备消化与营养、胚胎发育、辅助生殖医学以及本模块中儿科学总论、新生儿特点等基础知识。希望学生通过学习这一案例，将发育儿科学、预防儿科学与营养学相结合，体会儿童营养与喂养的要点。学生还将体会儿科学“以家庭为中心”的特点，感知“儿童是人类社会最脆弱和易受伤的人群”。案例中，李老师以 42 岁高龄辅助妊娠生产第二胎，二孩出生后家庭非常重视孩子的营养与喂养，却在孩子出现营养学指征需要更换特殊奶粉时选择了错误的喂养方式，对处于对营养需求最严格的婴儿期的二孩造成了明显的影响。

学生们可体会保障儿童营养及健康需要靠成人实施的事实，明晰婴儿期喂养的要点及母乳喂养的重要性和无法母乳喂养时的对策，了解营养不当可对小儿造成不良影响，从而引发营养障碍性疾病，领悟儿科学中人文沟通、基础医疗保障以及社区教育的重要性。

（二）涵盖的学科内容

社会层面　不同生育政策对中国家庭及医疗服务有什么影响？

行为层面　高龄妊娠及二孩家庭面临什么难题？这些难题对亲属心理有什么影响？

辅助生殖医学层面　高龄妊娠的产妇面临的风险主要有什么？辅助生殖医学能够如何给予医疗帮助？

儿科学层面　婴儿期的小儿喂养应当采取什么方式？应当如何实施？婴儿期小儿保健工作主要有什么？

药理学层面　乳母使用抗高血压药物对母乳有什么影响？

营养学层面　婴儿营养评估的主要内容（如能量供给、均衡营养）包括哪些？非均衡营养结构会引起生长发育中婴儿的哪些营养障碍？

免疫学层面　牛奶蛋白过敏有哪些主要表现？如何处理小儿牛奶蛋白过敏现象？

（三）案例摘要

李老师在 42 岁高龄生养了第二胎。由于产后并发症以及改变喂养方式后婴儿出现了不耐受，家庭错误地选择了不适合婴儿的喂养方式，造成婴儿发育受阻并出现营养性水肿。

（四）案例关键词

高龄妊娠（older pregnancy）

母乳喂养（breast feeding）

人工喂养（artificial feeding）

血乳屏障（blood milk barrier）

牛奶蛋白过敏（milk protein allergy）

蛋白质－热量营养不良（protein-energy malnutrition）

二、整体案例教学目标

（一）学生应具备的背景知识

学生应学习了"性－生殖－发育"模块中新生儿及儿科学总论、消化与营养部分。

（二）学习议题或目标

1. 群体－社区－制度（population，P）

（1）查找本地区母乳喂养现状。

（2）分析婴儿家庭不能选择母乳喂养的原因及对策。

（3）查找社区为儿童提供的常规的基础医疗保健有哪些。

2. 行为－习惯－伦理（behavior，B）

（1）列举高龄妊娠的潜在风险。

（2）分析新的生育政策对家庭成员心理的影响。

（3）分析部分家长不信任医生的内在原因。

3. 生命－自然－科学（life science，L）

（1）高龄妊娠医学干预的步骤和策略是什么？

（2）对比婴儿期母乳喂养和人工喂养在营养学上的优缺点。

（3）查找适当的母乳喂养方法及人工喂养方法。

（4）母乳喂养的相对和绝对禁忌证是什么？

（5）描述蛋白质 – 热量营养不良的成因及对婴儿身体的主要影响。

（6）定义牛奶蛋白过敏及列举主要的处理原则。

（7）明确婴儿添加辅食的必要性及科学添加辅食的方法。

（8）描述婴儿时期儿童保健的主要内容。

三、整体案例的教师指引

本案例分成2个剧幕，涵盖不同概念及学习议题，让学生考虑以下所述的三个层面：群体 – 社区 – 制度，行为 – 习惯 – 伦理，生命 – 自然 – 科学。教师的角色是帮助学生学习，帮助学生达成学习目标的制订，最终将学习项目总结归纳为6 ~ 8项学习目标。

本案例内容涵盖的知识点比较多，包括高龄妊娠、新生儿分类及特点、母乳喂养及其禁忌证、人工喂养、妊娠期高血压、牛奶蛋白过敏、蛋白质 – 热量营养不良等。需要学生根据案例病情的发展逐一分析。

营养不良是中国儿科保健重点防治的四病之一，可造成多系统器官功能障碍及代谢异常，影响婴儿的生长发育。本例出现了由于低蛋白摄入导致的营养不良性水肿，如未及时处理，发展为重度营养不良可导致神经发育迟缓，引起肝、心功能异常。婴儿的营养结构与成人不同，教师可适宜引导，可问学生如果继续姥姥建议的喂养方式将导致的后果，引导学生深入思考及讨论。

本案例引导学生针对患儿的医学问题进行梳理，体会在婴儿喂养过程中不同家庭、不同婴儿需要面临的问题、可以进行的选择，抓住儿科营养的核心环节。引导学生关注在不同发育时期营养与喂养的关键问题，引导学生重视疾病的预防；明晰基础医疗保健、群体教育、儿童保健对孩子、家庭、社会及国家的重要性。

本案例鼓励学生对医患沟通的有效性、家庭对孩子的影响等环节进行讨论，引发对道德与职业素养、人文关怀等方面的思考。

第一幕

李老师今年42岁。她和先生都是中学教师，大女儿14岁了，生活总体来说还比较满意。但生活的平衡在去年年初被打破了。夫妇二人打算要二孩，体检却发现李老师的卵巢储备能力下降。李老师不得不接受辅助生殖技术的帮助。她先是接受了体外受精－胚胎移植（IVF-ET），但以失败告终，之后进行了卵母细胞质内单精子显微注射（ICSI），千辛万苦总算成功怀孕。孕期状况和怀大女儿时明显不同，她耐力很差，孕后期几乎无法上讲台，山区老家的母亲也赶过来帮忙。李老师终于在孕 39 周时剖宫产生出一个女婴：体重 3.8 kg，身长 54 cm，头围 35 cm。

李老师在孕期血压正常，但生产后出现了高血压，而且控制起来颇为棘手，需要口服阿司匹林和普萘洛尔。二孩只吃到几口母乳，妈妈就不得不开始抗高血压的治疗，母乳喂养就此中断，改为人工喂养。不能进行母乳喂养是一个遗憾，李老师觉得压力很大，怕不能给孩子最好的照顾。

关键词

妊娠期高血压（hypertension during pregnancy）（拓展思维）

高龄妊娠（older pregnancy）

高危儿（high risk infant）

母乳喂养（breast feeding）

人工喂养（artificial feeding）

血乳屏障（blood breast barrier）

重点议题 / 提示问题

1. 对于选择生二孩的家庭可能面临的高龄妊娠问题，是否鼓励？如何分析？

2. 婴儿出生后最好的食物是什么？为什么？

3. 母乳喂养率低说明选择人工喂养的家庭很多，为什么会出现这种现象？

4. 人工喂养的婴儿需要注意什么问题？同理，母乳喂养的孩子又需要注意什么问题？

5. 李老师停止母乳喂养的决策是否正确？

教师引导

1. 李老师的生育选择是不少中国家庭面临的问题，新的生育政策对中国家庭及医疗服务产生影响，激发出高龄妊娠、高危妊娠等问题。产科及新生儿科、儿科面临新的挑战。

2. 高龄妊娠和二孩家庭对家庭同样产生影响，高龄妊娠及二孩家庭可能面临经济拮据、生活稳态被打破的困境及对家人产生心理的影响。

3. 中国的青年、老年一代在育儿观点上存在差异，经济和思想冲突并存，正确选择婴儿期喂养方式，既是挑战，也是儿童健康成长的基础。需认识到母乳是最适合宝宝的天然食物，较配方奶有不能代替的优势。

4. 儿童保健工作的重点在婴幼儿成长的最初 3 年，选择合适喂养方式是婴儿期最重要的保健内容之一，热量和（或）蛋白质摄入不足将导致营养不良。

第二幕

二宝改配方奶粉喂养后，一开始还不错，体重有所增长，情绪也好。但 1 个月后二宝开始出现一阵一阵的剧烈哭闹，伴有排气声。虽然二宝的胃口还可以，但排便不正常，从 2 次 / 天增加至 7 ～ 8 次 / 天，甚至有时一排气就排一点便，偶尔还带有一点血丝。二宝 1 个月大的时候，李老师实在按捺不住担心，和姥姥一起带着二宝回医院看病了。医生给二宝的诊断是牛奶蛋白过敏，要求改为氨基酸奶粉（AAF）。回家后姥姥去母婴用品店买 AAF，发现一罐 AAF 要 400 多元，姥姥没有买，心里暗骂医生肯定收了回扣。回家后姥姥按照家里的老法，磨了五谷粉给二宝喂养。“这才是好东西，喝什么奶粉！早该喂这个。”姥姥得意地说。

二宝在姥姥的护理下吃了 2 个月五谷粉，排便 2 次 / 天，夜间也比较安静。3 个月大的时候，李老师带二宝去做常规健康体检，医生惊讶地发现宝宝脚背水肿，在医生的坚持下二宝抽血做了肝功能检查，结果显示：血清白蛋白 35 g/L（正常值 40 ~ 60 g/L）。医生判断二宝营养不良、营养性水肿。原因是喂养不当。

李老师懊悔不已，回家后马上给二宝换了 AAF。二宝对 AAF 的接受度很好，每次可以吃 120 ml，一天下来可以吃 8 次。1 个月后李老师带二宝回儿童保健门诊复诊，发现各项营养指标都追赶上正常值了。小宝精神也很好，已经会咯咯笑了。大女儿很喜欢这个妹妹，她亲口和李老师说“谢谢妈妈给我辛苦生妹妹”。李老师觉得一切辛苦都是值得的。

关键词

牛奶蛋白过敏（milk protein allergy）

氨基酸奶粉（amino acid formula，AAF）

营养性水肿（nutritional edema）

蛋白质 – 热量营养不良（protein–energy malnutrition）

重点议题 / 提示问题

1. 什么是牛奶蛋白过敏？其原因和表现是什么？如何处理？

2. 五谷粉喂养导致婴儿发育受限的主要原因是什么？导致婴儿出现哪些问题？

3. 除了母乳或配方奶粉外，婴儿还需要哪些食物及营养素？添加的时机和方式是什么？

4. 二宝目前的营养指标和表现出来的身体功能是否恰当？如何评价？

5. 如何帮人工喂养的孩子制订奶方？

教师引导

1. 本幕中，在李老师家庭养育婴儿过程中，育儿观念不平衡导致家庭内部出现冲突，最终没有选择正确的喂养方式。婴儿期恰恰是对营养要求最高的阶段，错误喂养方式将影响婴儿的健康发育。

2. 本例主人公二宝接受了其个体无法耐受的牛奶，导致牛奶蛋白过敏。其诊断和治疗不是本节重点。

3. 教师重点引导学生分析热量和蛋白质摄入不足引起的营养不良，以及营养不良对人体产生的影响。

4. 通过讨论营养和喂养，延伸至婴儿期的保健重点。

四、参考资料

1. 胡亚美，江载芳．诸福棠实用儿科学．北京：人民卫生出版社，2002.

2. 薛辛东．儿科学．北京：人民卫生出版社，2005.

3. 中国营养学会．6 月龄内婴儿母乳喂养指南．临床儿科杂志，2016，34(4)：287-291.

4. 刘江勤，贲晓明．母乳喂养相关的临床指南．中华围产医学杂志，2013，16(7)：388-390.

5. 胡燕，黎海芪．中国婴幼儿牛奶蛋白过敏诊治循证建议．中华儿科杂志，2013，51(3)：183-186.

6. 首都儿科研究所九市儿童体格发育调查协作组．中国七岁以下儿童体重、身长/身高和头围的生长标准值及标准化生长曲线．中华儿科杂志，2009，47(3)：173-178.

7. 李辉，季成叶，宗心南，等．中国 0 ～ 18 岁儿童、青少年身高、体重的标准化生长曲线．中华儿科杂志，2009，47(7)：487-492.

五、PBL 带教前会议记录

参加者：案例撰写者，模块负责人，带教教师

案例名称：二宝家庭的快乐与烦恼

会议内容

（一）主要议题

李老师高龄生育第二胎，因出现产后并发症无法继续母乳喂养，在更改为人工喂养时出现了青年、老年一代在育儿观点上的差异，由此引发学生探讨新的生育政策对中国家庭及相关医疗专业的影响；通过二宝出现了牛奶蛋白过敏症状及营养不良表现，引导学生探讨婴儿喂养及营养不良的相关内容。

本阶段学生已具备消化与营养、新生儿特点的基础知识。希望学生通过学习这一案例，将发育儿科学、预防儿科学与营养学相结合，体会儿童营养与喂养的要点。学生还将体会儿科学“以家庭为中心”的特点，感知儿童是人类社会最脆弱、最易受伤害的人群。

（二）案例重点问题

从课前热身开始，与学生探讨在家庭中为人母、为人父对生育孩子和孩子喂养的看法。也可以让学生先做自我介绍，包括自己的家庭情况，引出独生子、二孩的话题，再进入本案例中的第一幕，从而引导学生正确认识新的生育政策对家庭及医疗的影响。再通过第二幕的学习，明确母乳喂养的优势，分析人工喂养的正确方式，能够判断牛奶蛋白过敏及婴儿营养不良，树立正确的婴儿喂养及婴儿营养学观念。

（三）其他

文中还涉及辅助生殖内容，也因为营养不良话题可能会引发学生探讨各种婴儿相关疾病，教师需要适时引导学生关注重点，不过多探讨其他儿科疾病。重点关注营养不良及婴儿喂养问题。同时引发医学生思考作为医生，当面对育儿观念不平衡导致家庭内部出现冲突时该如何与家庭成员进行沟通。

六、PBL 带教后会议记录

参加者：案例撰写者，模块负责人，带教教师

案例名称：二宝家庭的快乐与烦恼

会议内容

（一）案例使用反馈

1. 案例优点

（1）整体案例讨论比较顺利，可以完成有关的学习目标与议题；总体讨论过程中事实 – 问题 – 假设 – 目标环节还比较流畅。

（2）整体讨论进程比较顺利，案例以婴儿蛋白质 – 热量营养不良为主线，穿插了从高龄妊娠、辅助生殖技术到产后高血压等知识点。同时紧扣社会主题，引发了在二孩政策开放下，由二孩带来的家庭各成员亲子关系等的冲击等人文伦理知识的讨论，有利于学生发散思维及展开激烈综合讨论学习。

2. 案例存在的问题（医学专业问题、文字表达，从学生的视角出发存在的问题）

案例第一幕信息量大，学生在发散思维的同时，教师必须注意引导学生关注学习重点，把控好时间，引导学生在综合整合学习过程中对主要学习目标进行深入学习。

（二）学习目标完成情况

1. 学生合作精神佳，学习主动，讨论积极。每个学生学习能力不同，但通过分享讨论能达到既定学习目标。

2. 自我反馈学习内容汇报时，板书不够规范，反馈后及时讨论并做了进一步梳理及整改。

（三）学生表现

1. 学生列举事实、讨论进程流畅，目标均能达到，完成目标时间恰好。

2. 整体讨论过程流畅，讨论气氛浓烈，顺利完成目标。每位学生均能积极参与、分享。板书能脱稿，涉及病因、病理的学习能绘图与讲解相结合，板书整体按思维导图形式呈现，并能紧密联系病例，能够深入及内化学习。

3. 学生之间能够互动互助学习，并且相互间能鼓励同伴体验不同角色，积极参与并分享学习成果。

七、PBL 课后学生形成的学习目标

A 组

1. 学习新生儿牛奶蛋白过敏的原因、症状及治疗。
2. 学习婴幼儿人工喂养、营养性水肿，掌握相关病理生理基础。
3. 学习普萘洛尔、阿司匹林的 SOP。
4. 了解高龄产妇分娩方式的选择及并发症（剖宫产的适应证及剖宫产对胎儿的影响）。
5. 了解辅助生殖技术对胚胎健康的影响及其所需的定期检查和随访。
6. 了解产后高血压的 SOP。
7. 了解产后抑郁的预防。
8. 了解两个孩子之间的关系调和。

B组

1. 掌握妊娠妇女的生理变化，注意高龄对妊娠过程的影响。
2. 掌握牛奶蛋白过敏的发病机制及临床表现。
3. 掌握婴儿营养不良的指标和预后（营养性水肿）。
4. 学习出生后1～3个月婴儿的营养需求。
5. 了解IVF-EF、ICSI的具体操作及优缺点。
6. 了解高龄孕妇剖宫产的原因及其概率。
7. 了解产后高血压的原因。
8. 了解阿司匹林对产后妇女的血液抗凝作用机制。
9. 了解中断母乳喂养的指标。
10. 了解五谷粉的营养成分以及与母乳、奶粉的区别。

八、PBL课后学生对案例的反馈

本案例在二孩政策开放的背景下，根据时间顺序，详细描述了李老师这“第二胎”带来的快乐和烦恼。

第一幕，42岁的李老师经历IVF-ET的失败后，通过ICSI终于怀上宝宝。怀孕期间，李老师的耐力相对于第一胎来说差了很多。这一连串的信息，让我们联想到高龄妇女的怀孕能力、妊娠期生理特点等各种相关问题。李老师在剖宫产产出体征正常的婴儿后，出现了高血压，因为需要药物控制，不得不停止母乳喂养。“产后高血压”的出现虽说突然，但又合乎情理，我们用学过的知识发散思维，提出不同的假设；而母乳喂养的中断也让我们担心孩子的生长发育状况。总体而言，第一幕的讨论性还是挺强的。

相对于第一幕，第二幕就略有逊色了。第二幕叙述了二宝从牛奶蛋白过敏到姥姥喂养五谷粉导致营养不良性水肿以及最后恢复正常的这个过程。我们针对牛奶蛋白过敏和AAF、五谷粉与人乳的区别进行了较深入的讨论，对剩下的知识点却无法进行更加深入的讨论，但是本幕的人文部分还是挺丰富的。

讨论课上，我们发现第一幕与第二幕的衔接性较弱，逻辑性不强，第一幕以李老师觉得压力很大收尾，但第二幕并没有出现与之相关的信息，另外，第一幕主要是妇产科内容，第二幕是儿科内容，学习跨度较大，涉及知识面广泛。值得一提的是，案例还是有一条较明显的主线贯穿的，可供讨论空间大，经过一节课的讨论，各组都顺利地提出相应的学习目标，案例整体上还是不错的。

分享课上我们发现本案例的目标零散（涉及妇产科及儿科），不能很好地形成思维导图，且案例侧重于临床。因为缺乏相关认识，记录员也很难掌控讨论的深度以及广度。对于产后高血压这一知识点，我们两组都提出查找这方面资料有困难，分享时只能讲述妊娠高血压。

本案例有些目标与之前的儿科案例有所重复，比如婴幼儿的体格发育、婴儿的喂养等。但是比较好的是在二孩政策开放、辅助生殖技术蓬勃发展的这一背景下，高龄产妇也随之增多，值得我们医学生去关注这一群体。同时，我们建议将“产后高血压”改为“妊娠高血压”；婴儿的喂养由于已有案例讨论过，可以进行删减；案例中的李老师妊娠前后感到压力较大，可以提出新的有关“产后抑郁”的人文知识。

总的来说，该案例贴合学习进度。加以改善的话，将会是一个不错的案例。

PBL 案例教师版

咽不下的“禁果”

课程名称：性－生殖－发育模块

使用年级：三年级

撰 写 者：刘 伟 李丹妍

审 查 者：PBL 工作组

汕头大学医学院
ShanTou University Medical College

一、案例设计缘由与目的

（一）涵盖的课程概念

“咽不下的‘禁果’”是将两性、生殖、性传播疾病相联系的一个案例。本案例以一生育年龄女性婚后被期待妊娠为切入点，描述一位男性同性恋者迫于舆论和家庭压力，与具有性心理障碍的女性结婚。女性成功妊娠后却发现自己同时感染了 HIV 和 HPV，并发展为宫颈癌。此案例在临床上虽然并不是很常见，但却包含了许多需要引起关注的社会问题，例如，如何正确认识性与性行为以及不良性行为对个体、家庭及社会的影响。因此，这既是个体问题，也是社会问题。案例中所涉及的性与生殖、性传播疾病相关专业知识比较简单，有利于学生关注和思考与性取向、性行为和生殖有关的社会问题。

学生在学习本案例过程中，会探讨性与生殖（解剖、生理）、性传播疾病（感染、病理）、病毒感染与癌症（病毒、免疫）；也可以讨论人文话题（性行为、生殖对于家庭和社会的意义、性传播疾病的预防和治疗等）。

可继续再延伸的概念：

案例中的性是生活中不可避免的敏感话题，学生还可以讨论性取向及其影响因素，宫颈癌的预防、筛查和治疗。

（二）涵盖的学科内容

解剖层面　正常生殖需要的男性和女性生殖系统解剖如何？

生理层面　性－生殖的关系如何？正常生殖需要的基本男性和女性内分泌如何调节？

免疫层面　HIV 和 HPV 感染怎么预防？为什么免疫细胞缺陷合并妊娠的妇女容易感染 HPV 并发展为宫颈癌？

感染层面　HIV 和 HPV 是通过什么途径感染的？ HPV 感染导致宫颈癌的致病机制是什么？病理表现如何？

行为层面　性行为有哪些？正常的性行为如何定义？性功能的意义是什么？性功能的影响因素有哪些？对于女性，影响性功能的最常见的因素是什么？原生家庭的父母关系以及强奸对女性性行为、性心理的影响如何？面对此类患者，医生应该如何沟通病情？对此类患者该做出怎样的诊疗方案？

社会层面　中国目前青少年性教育情况如何？国内青少年被性侵的现状如何？其他国家对待此类问题的处理方式有哪些方面值得我们借鉴？国家有何政策帮助同性恋人群

及性传播疾病患者？医疗界的公共卫生、公共管理应有什么教育预防措施？

（三）案例摘要

方家独子方寒宇与秦柔相亲闪婚。秦柔婚后一直未能怀孕，被长辈催促。秦柔 12 岁时被人强奸，婚后同房次数寥寥无几。经过近 2 年的煎熬，秦柔终于怀孕了，却在产检时发现患有宫颈癌及 HIV 阳性，秦柔绝望地跳楼。警方介入，发现方寒宇是同性恋的秘密。

（四）案例关键词

性行为（sexual behaviour）
生殖（reproduction）
性传播疾病（sexually transmitted disease，STD）
宫颈病变（cervical disease）
人乳头瘤病毒（human papillomavirus，HPV）

二、整体案例教学目标

（一）学生应具备的背景知识

本案例对象为临床三年级学生。学生已学习了解剖学、微生物与免疫学、生理学、组织胚胎学等基础内容；在“性－生殖－发育”模块已学习了两性生殖系统组织结构、受精、生殖生理、病理、免疫微生物等知识点，可以进行本次关于“性功能与影响因素”“性与社会”和“性传播疾病”主题的学习。

（二）学习议题或目标

1. 群体－社区－制度（population，P）
列举作为社会群体中的个体应具备的基本性知识。
2. 行为－习惯－伦理（behavior，B）
（1）描述性行为和性功能。
（2）列举性传播疾病的危害，简述预防性传播疾病的方式。
（3）描述对异常性行为者的心理关注。
（4）描述如何对特殊患者进行有效的病情沟通。

3. 生命－自然－科学（life science，L）

（1）描述性行为与生育需要具备哪些条件、性功能的意义。

（2）列举影响性功能的因素。

（3）列举人类有哪些性传播疾病。

（4）描述性传播疾病对妊娠的影响。

（5）描述 HPV 感染与宫颈病变、宫颈癌的临床病理表现、诊断、筛查、治疗原则。

（6）描述 HIV 的感染方式、治疗及预防措施、对妊娠的影响。

（7）阐述青少年性教育的现状。

（8）列举预防性传播疾病的方式。

三、整体案例的教师指引

1. 本案例内容涵盖知识点较多，同时话题比较敏感，包括性行为、性功能、性取向、性行为及影响因素、性的意义、性传播疾病等知识，需要学生根据案例的发展逐一提出问题并分析。学生容易遗漏知识点，教师可适时提醒。可问学生什么样的性行为才属于正常性行为，怎样的性行为可以达到有效的生育要求，性传播疾病的传播方式及相应的危害，引导学生全面思考。

2. 让学生从性功能最基本的角度——生殖入手，对夫妻双方性行为、性心理进行梳理思考，由此引导学生重视疾病的心理认知和心理分析，在临床工作中注意沟通方式及技巧，保护患者隐私，关注患者心理需求。

3. 让学生讨论宫颈癌的高危因素，如合并 HIV 感染致使患者免疫力下降可显著增加 HPV 致癌风险。

4. 鼓励学生转换医患角色，对医生诊疗行为进行讨论，了解病情沟通的技巧，规范医学行为，鼓励学生对道德与职业素养、人文关怀、疾病预防的宣传指导等方面进行思考。

第一幕

方寒宇，37 岁，独子，海归博士，高大俊朗，回国后继承家族房地产公司，工作忙碌，一直单身。秦柔，25 岁，大学毕业，肤白貌美，性格文静。两人通过相亲很快走进了婚姻殿堂。在外人看来，这是天作之合。

方家家业庞大又三代单传，公公婆婆都希望早日抱上孙子，多番催促两人，但就是没有儿媳怀孕的消息。

对于老人的催促，秦柔不知如何应对。事实上，新婚之夜方寒宇酩酊大醉，夫妻未同房。此后方寒宇以各种理由推脱，两人一直没有夫妻之实。幼时的秦柔常常看到父母争吵甚至动手；12 岁时她在放学的路上遭遇性侵，对家庭的恐惧和不信任使其不敢袒露此事。秦柔既渴望感受家庭的温暖，同时也常常心怀不安。儿时的遭遇和如今的窘境使得秦柔郁郁寡欢，女同事之间谈论的幸福婚后生活更是时时刺痛她的心。

迫于压力，秦柔在婆婆的陪同下到医院妇产科就诊。医生了解到：月经初潮 13 岁，月经规律 $\frac{7}{30\sim35}$ 天，经量正常，时有痛经。妇科检查正常。医生嘱咐秦柔先行备孕，加强营养，测排卵，并建议男方也过来检查。方寒宇拒绝检查，但是迫于父母施加的压力和外面的流言蜚语，偶尔勉强与妻子同房。方寒宇从不体贴妻子，使秦柔觉得这场婚姻是一种煎熬。

关键词

心理因素（psychological factor）

社会因素（social factor）

性行为（sexual behaviour）

性侵（sexual assault）

重点议题 / 提示问题

1. 什么是性行为?
2. 人类性行为的意义是什么?
3. 自然生育需要的基本要素有哪些?
4. 影响性行为的社会和心理因素有哪些?与男女双方环境、经历有何关系?

5. 该案例中性行为有哪些异常？

6. 目前中国青少年性侵的状况如何？其他国家又是如何做的？

教师引导

1. 本案例中涉及生育问题，学生在讨论中要考虑到生理不孕不育之外的其他问题。37 岁事业有成的男性坚持单身，婚后几乎无性生活；女性具有性心理障碍，性格内向。学生可能仅仅注意到影响性生活的因素，忽略何为正常性行为和性行为的意义。

2. 假设学生正面对处于备孕期患者的咨询，从最基本因素着手：生殖系统结构，生殖系统生理，什么是正常性行为和性生活。

3. 怎样的性生活是可以同时满足生育意义、心理及精神愉悦的？

第二幕

两年后秦柔终于怀孕了。停经 8 周后，因时常发现少许阴道流血，秦柔到医院行产前检查。妇科检查发现宫颈前唇增生呈菜花样改变、渗血明显，检查 HPV16 阳性，宫颈细胞学可见癌细胞；同时，产前感染性疾病检查：HIV 阳性。秦柔得知结果，如临晴天霹雳。医生耐心地安慰她，提供治疗方案，详尽告知治疗的利弊风险，并嘱咐她的丈夫也需要过来做性疾病检查。

丈夫出差回来，秦柔试探性地问方寒宇要不要检查身体，方寒宇愤怒地将东西摔了满地，化验单上刺目的字眼映入眼帘：HIV（+）。婆婆听到声响冲进房间，发现化验单便指着秦柔破口大骂。在方寒宇母子两人叫骂声中，秦柔从 18 楼跃下，结束了自己年轻的生命。

随着警察的介入，才揭开了方寒宇不为人知的秘密：他是同性恋者，和秦柔结婚只是迫于压力，想为方家留个后，没想到酿成悲剧。

关键词

宫颈细胞学检查（cervix cytological examination）

人类免疫缺陷病毒（human immunodeficiency virus，HIV）

人乳头瘤病毒（human papillomavirus，HPV）

同性恋（homosexuality）

性传播疾病（sexually transmitted disease，STD）

宫颈癌（cervical cancer）

重点议题 / 提示问题

1. 本案例第二幕中出现了 HIV 感染以及同性恋问题，可能会导致同学们仅关注 HIV 感染，需要教师引导性传播疾病方面的思考。

2. HPV 感染率很高，且高危型 HPV 持续感染是导致宫颈癌的主要病因，案例中患者更是因为妊娠同时感染 HIV 致使发生宫颈病变。

3. 宫颈癌前病变及宫颈癌的筛查方法有哪些？对妊娠有何影响？

4. 提醒学生注意发散思维，描述性传播疾病包含哪些疾病、预防性传播疾病的方式有哪些。

5. 注意引导学生了解性取向及影响其形成的因素有哪些、对社会的影响如何。

6. 本案例以悲剧收场，作为医护人员，对这类患者如何进行病情告知？如何进行心理指导？

教师引导

1. 提醒学生发散思维，列举性传播疾病的种类和预防方式。

2. 描述 HIV 和 HPV 感染与宫颈病变（病因、临床特点、诊断、治疗原则和预防）。

3. 关注性取向、性行为及其相应的影响因素，不良性行为的社会影响。

四、参考资料

1. 谢幸，苟文丽 . 妇产科学 . 8 版 . 北京：人民卫生出版社，2013.
2. 刘文利 . 珍爱生命：小学生性健康教育读本 . 北京：北京师范大学出版社，2014.
3. 李银河 . 中国人的性爱与婚姻 . 郑州：河南人民出版社，1996.
4. 龚晓明 . 给身体的情书 . 天津：天津科学技术出版社，2017.
5. 微信公众号：妇产科网，妇产科空间
6. 参考网站 https://en.wikipedia.org/wiki/Human_sexual_activity

五、PBL 带教前会议记录

参加者：案例撰写者，模块负责人，带教教师

案例名称：咽不下的“禁果”

会议内容

（一）主要议题

本案例以婚姻生育为引子，描述夫妻双方不和谐的夫妻生活、不正常的性行为，以及高危性行为导致性传播疾病发生。女方受原生家庭和强奸的影响，内向抑郁，男方同性性取向，导致夫妻婚后不和谐性生活，引导学生关注性与生殖的关系、性行为的影响因素，以及异常性行为引发的性传播疾病及相应的危害。

本阶段学生对人类生殖、性有了一定了解，对与性相关的话题比较感兴趣。引导学生树立正确的性观念，认知异常性行为的危害。

（二）案例重点问题（如：主要学习目标，如何达成，遇到困难的处理预案）

引导学生正确认识性功能、性行为及其影响因素，树立正确的性观念。同时可以描述性传播疾病的概念、分类，尤其要认识到同性恋者是 HIV 感染的高危人群，同时 HIV 也能通过异性性行为导致异性感染；HPV 同样属于性传播疾病，对于高危人群直接导致宫颈癌的发生。

（三）其他

案例中理论知识较少，教师需要引导学生关注重点，不隐晦、不扩大性学的知识，同时引导医学生作为医务工作者进行针对此类人群人文关怀、医患沟通技巧以及诊治措施的思考。

六、PBL 带教后会议记录

参加者：案例撰写者，模块负责人，带教教师

案例名称：咽不下的“禁果”

会议内容

（一）案例使用反馈

1. 案例优点

（1）整体案例讨论比较顺利，可以完成有关的学习目标。重点突出，尤其是性功能及其影响因素、HPV 与宫颈病变及宫颈癌的相关知识。

（2）案例涉及性相关知识，学生的学习兴趣和讨论积极性都很好。

2. 案例存在问题（医学专业问题、文字表达，从学生的视角出发存在的问题）

（1）案例中涉及性相关知识的有效信息不足，学生更倾向于讨论医学知识相关内容。

（2）涉及性行为的影响因素较零散，经教师提示后才系统总结。

（3）在讨论过程中人文关怀和思考较少，有关性教育方面的思考较少。

3. 意见或修改建议

（1）案例仅在结尾提及男方为同性恋者，为增加案例的剧情色彩，可以在第一幕增加相关信息的补充作为铺垫。

（2）案例中影响女性性功能的心理因素信息、性传播疾病的信息提供仍不够丰满，可以再加强渲染。

（3）针对相关检查，尤其女性妊娠相关检查，如 HPV 检查及宫颈检查可以检验报告方式提供。

（4）相对疾病及医学理论知识，本案例涉及的学习内容相对生僻，某种程度上影响了讨论效果。

（二）学习目标完成情况

1. 学生基本完成了学习目标，但细节仍有欠缺，未能发散思维到性传播疾病及其预防方式。

2. 每个学生学习能力不同，重点不同，但通过分享讨论能达到既定学习目标。

（三）学生表现

1. 学生有很好的讨论经验和技巧，能有效地提出问题，小组学习能力较强，符合临床团队诊疗程序。

2. 部分学生针对持续的 PBL 学习方式表示困惑，更希望多样化的教学方式。

3. 针对 HPV 及宫颈病变、宫颈癌的相关病因、发病机制、辅助检查、诊断、临床分期、治疗方法做出了很好的解释。

七、PBL 课后学生形成的学习目标

A 组

1. 简述子宫颈癌的病因、发病机制、治疗、预后。
2. 简述患有 AIDS 及子宫颈癌患者妊娠的应对措施。
3. 列举性传播疾病的类别。
4. 探究妊娠早期阴道出血的分类及意义。
5. 列举备孕的检查项目、备孕的方法。
6. 简述对未成年人遭受性侵的预防、处理措施。
7. 描述中国儿童性教育启蒙情况。
8. 解释同性恋的相关成因、现状。

B 组

1. 结合案例，阐述 HPV 感染及导致宫颈病变的机制（关注 HIV、妊娠的影响）。
2. 描述宫颈细胞学、女性排卵监测、男女备孕的操作步骤及意义。
3. 列举性行为、性取向的决定因素和影响因素，结合案例进行讨论分析。
4. 讨论早期性暴力、家庭暴力对儿童生理和心理的影响。
5. 讨论关于胎儿的医疗决定权的归属。
6. 讨论各国对同性恋的态度及保护政策。
7. 对比国内外性教育的情况。

八、PBL 课后学生对案例的反馈

该案例巧妙地将性与生殖、性行为、性传播疾病与社会伦理相融合。在剧情设计上，跌宕起伏，引出了“性侵”“同性恋”等敏感的现代社会热点问题，引起强烈的阅读兴趣并具有极大的思考意义。这些新颖的人文问题给大家新的讨论方向与空间，引起大家对性与生殖伦理道德的关注，指引大家对这些特殊群体进行进一步的了解与宣教。然而，

少部分同学对这些敏感话题无法放开，难以进行更深层次的探讨。若同学与带教教师能及早发现并给予安慰、支持与帮助，将会使整个讨论过程更有效率，也会使讨论结果更有深度。

对于案例的 life science 部分，两组同学的看法不太一致。A 组同学对本案例表示满意，给予肯定。B 组同学则提出了较多的意见：首先，第一幕的内容较少、可讨论点少，导致拟定人文议题后剩余较多的时间（第一幕的讨论仅用了 15 分钟），并且没有为第二幕的医学内容提供合适的线索，这样的内容安排对学生临床思维的锻炼有所欠缺。其次，尽管最后老师认为同学分享的内容还算完整，但部分同学仍认为本案例知识点较为散乱、难以组织，分享过程存在一定困难。此外，还有部分同学认为，本案例过于注重人文问题，而医学知识部分内容少，对现阶段医学知识的学习帮助不大。

因此，权衡两组同学的看法后，我们建议案例可以适当调整内容，平衡第一、二幕的讨论点，并适当增加医学知识的学习目标。

PBL 案例教师版

王大妈的烦心事

课程名称：性－生殖－发育模块

使用年级：三年级

撰 写 者：邱晓燕　卢锦萍

审 查 者：PBL 工作组

汕头大学医学院

ShanTou University Medical College

一、案例设计缘由与目的

（一）涵盖的课程概念

“王大妈的烦心事”是“性－生殖－发育”模块中关于小儿生长发育基本规律的一个案例。本案例描述了早产儿由于不正确喂养影响了生长发育，这在我们生活中非常常见，具有较大的现实意义，值得每个家庭、医务工作者重视。

学生在学习中，会探讨小儿生长发育的基本规律（儿科）、影响小儿生长发育的因素（护理）、小儿常见体格发育及神经发育的指标及评价（护理、诊断）、肺透明膜病和脑室周围白质软化症的发病机制和病理（儿科、病理）、新生儿出院后的营养管理（营养），也可以讨论人文话题（重男轻女的封建思想、优生优育的观念、两代人育婴观念差异等）。

可继续再延伸的概念：

“王大妈的烦心事”是生活中广泛存在的话题，学生还可以讨论早产儿宫外追赶性生长的营养需求以及母乳和早产奶的区别。

（二）涵盖的学科内容

社会－行为层面　高龄妊娠对胎儿有哪些影响？重男轻女封建思想以及优生优育观念对社会有哪些影响？两代人育婴观念有哪些差异？

生殖医学层面　高龄妊娠有哪些主要风险？

儿科学层面　小儿生长发育的基本规律是什么？如何评估发育水平？有哪些因素会影响小儿生长发育？儿童保健的意义及主要内容是什么？

营养学层面　新生儿出院后如何进行营养管理？

（三）案例摘要

本案例讲述了王大妈有个半岁大的孙子小宝，邻里都觉得小宝眼睛不灵活，背地里都笑小宝傻。原来王大妈媳妇怀小宝时已 38 岁，工作太过劳累导致小宝不到 8 个月就早产。小宝出生时才 1.1 kg，出生后住院 2 个月，期间曾使用呼吸机治疗。出院后，王大妈觉得奶粉容易上火，就在冲奶粉时多兑水。她觉得小宝能吃能睡就没去复诊。现在小宝半岁了，不会抬头，去医院检查才发现小宝现在体重 5.4 kg，头围 41.7 cm，竖头片刻，俯卧位抬头 0 ~ 20°，双手能到口，未见正中玩手。头颅磁共振：脑室周围白质软化症（PVL）。Peabody 运动功能量表：TMQ 88；Gesell 生长发育量表：总发育商 48。医生与王大妈进行了充分的沟通，王大妈听从医生的建议做了相关治疗。1 年后的小宝体重 11 kg，能喊“爷爷、奶奶”，也能四处活动了。

（四）案例关键词

早产儿（premature infants）
早产儿出院后喂养（feeding of the premature infants after discharge）
早产儿随访（follow-up of premature infants）
生长发育（growth and development）
Peabody 运动功能量表（Peabody motor function scale）
Gesell 生长发育量表（Gesell growth and development scale）

二、整体案例教学目标

（一）学生应具备的背景知识

本教案对象为临床三年级学生。学生已学习了解剖学、药理学、生理学基础内容，在此模块已学习了新生儿及小儿生长发育总论的知识，通过本案例可以进行关于“新生儿特点及儿童保健、小儿体格、营养需求及喂养”的学习。

（二）学习议题或目标

1. 群体 – 社区 – 制度（population，P）
关注儿童保健的意义、现状及内容方法。
2. 行为 – 习惯 – 伦理（behavior，B）
（1）了解重男轻女的封建思想。
（2）分析两代人育婴观念的差异。
（3）了解优生优育观念。
3. 生命 – 自然 – 科学（life science，L）
（1）列举新生儿的分类。
（2）分析早产的常见原因。
（3）描述新生儿的生理特点。

（4）掌握婴幼儿生长发育特点。

（5）分析婴儿常见体格发育和神经发育指标及其评价。

（6）了解新生儿出院后的营养管理及随访管理。

（7）了解儿童保健的意义及其主要内容。

（8）了解新生儿疾病筛查内容及其意义。

（9）关注小儿生长发育的基本规律、各期的特点及护理注意事项。

三、整体案例的教师指引

本案例分成 2 个剧幕，涵盖不同概念及学习议题，让学生考虑以下所述三个层面：群体－社区－制度，行为－习惯－伦理，生命－自然－科学。教师的角色是帮助学生学习，帮助学生达成学习目标的制订，最终将学习项目总结归纳为 5 ～ 7 项学习目标。

本案例内容涵盖的知识点较多，但需重点掌握的内容并不多，主要针对早产儿宫外生长发育问题，包括体格发育及神经发育。需要学生根据案例的发展逐一提出问题并分析。本案例涉及新生儿分类，早产的常见病因，新生儿生理特点，小儿生长发育规律及评价、影响因素，儿童保健的意义及主要内容，出院后新生儿发育的随访管理，引导学生全面思考。

让学生通过对早产儿病因及远期预后的思考，引出对重男轻女封建思想、优生优育及育婴观念的思考。由此引导学生重视疾病的社会因素及影响，在临床工作中注意对患者的心理呵护。

鼓励学生转换医生角色，了解病情沟通技巧，规范医学行为，培养职业素养与道德，引发对人文关怀、疾病预防的宣传指导等方面的思考。

第一幕

初春的阳光很温暖，小区的花园老老小小，热闹得很。王大妈站在阳台上看着熙熙攘攘的人群，却不停地唉声叹气。王大爷一边下棋，一边叫道：“老婆子，叹什么气呢？怎么不带孙子去玩？”

王大妈一听就来气了：“那帮老婆子一会儿说小宝怎么这么小，一会儿又说小宝眼睛都不精灵，不会傻吧。一出去就觉得晦气，不过别人的孙子这么大，头都硬挺挺的，咱小宝脖子软趴趴的，不能竖抱，我也说不过她们啊！都怨他妈……”

话还没说完，王大妈眼泪就吧嗒吧嗒掉下来了。

原来王大妈已有两个孙女，眼看儿媳都38岁了，重男轻女的王大妈便催着媳妇再生个男孩。儿媳怀孕后到私人诊所鉴定性别，终于如愿。王大妈一直劝媳妇不要再去上班了，媳妇不听，结果小宝不到8个月就早产了，生后住院2个月，期间曾使用呼吸机，王大妈拿出全部积蓄才救回了小宝。

王大爷安慰说：“咱小宝早产嘛，出院时医生说恢复得不错呀，体重有5斤7两，一餐奶都吃了60 ml，出院后我们也一直吃早产奶粉。可你不是说奶粉上火，还多加水了。”

王大妈一下子愣了，问：“不会是我把奶加少，养不大小宝吧？”王大妈想起出院时医生交代要定期复诊，但王大妈看孙子能吃能睡就没去医院。最后老两口赶紧找出小宝的出院资料，带上孙子去医院检查了。

关键词

早产儿（premature infants）

早产儿出院后喂养（feeding of premature infants after discharge）

早产儿出院后随访（follow-up of premature infants after discharge）

生长发育（growth and development）

重点议题/提示问题

1. 新生儿的基本概念、分类是什么？

2. 导致早产的原因有哪些？

3. 新生儿生理特点有哪些？正常足月儿与早产儿生理特点上有哪些区别？

4. 新生儿及婴幼儿期生长发育的特点有哪些？是不是能吃能睡即提示发育良好？保健的主要内容有哪些？

5. 早产儿出院后如何进行喂养和随诊？

教师引导

1. 本案例第一幕出现的问题是家属在众说纷纭中发现小宝个子小、眼神不灵活，引出小宝为早产儿，对其出生存在的问题展开讨论，从而引导学生学习新生儿的分类，关注早产儿的特点。

2. 让学生关注小宝妈妈为高龄产妇、小宝为早产儿的事实，引导学生讨论早产的常见原因，进一步认识早产儿与正常足月新生儿的区别。

3. 通过本案例中小宝能吃能睡情况下家属仍发现小宝存在生长发育的问题，引导学生思考婴幼儿生长发育的内容及特点，从而学习儿童保健的内容。

第二幕

到了医院，王大妈与吴医生讨论了小宝的情况：小宝是妈妈孕 28^{+1} 周早产出生，出生体重 1.1 kg。出生 Apgar 评分：1 分钟 7 分，5 分钟 8 分，10 分钟 9 分。生后不久出现气促、呻吟伴发绀，在新生儿科住院治疗 2 个月，期间曾使用呼吸机辅助呼吸。出院主要诊断：① 新生儿肺透明膜病；② 极低出生体重儿；③ 早产儿。

随后吴医生做了体检及相关检查，结果如下：现在小宝出生已 6 个月 15 天，体重 5.4 kg，头围 41.7 cm，神志清，精神可，引逗偶会发笑，不能出声，营养一般。双眼对视及追视人脸约 90°。肌张力低下，ATNR（+），大运动：竖头片刻，俯卧位抬头 0 ~ 20°，约 1.5 个月水平；精细运动：双手能到口，未见正中玩手，约2个月水平。甲状腺功能检测正常。听性脑干反应：双耳均通过。头颅磁共振：PVL。Peabody运动功能量表：TMQ 88；Gesell生长发育量表：总发育商48。

吴医生安抚王大妈的情绪，和他们做了充分的沟通，王大妈听从医师的建议一直坚持治疗。1年后小宝体重11 kg，能喊“爷爷、奶奶”，也能四处活动了，王大妈终于天天眉开眼笑！

关键词

胎龄（gestational age）

体重（weight）

体格发育指标及神经发育指标（physical and neurodevelopmental indicators）

重点议题／提示问题

1. 如何分析新生儿及婴幼儿体格发育的常见指标？如何评价这些指标？

2. 新生儿进行疾病筛查的种类有哪些？意义是什么？

3. 儿童神经心理发育评价常用的心理测试方法有哪些？各测试方法的评价内容和适用的年龄段是什么？评价结果该如何解读？

教师引导

1. 本案例第二幕通过简要阐述小宝既往病史、主要的体格检查、辅助检查结果及发育量表对小宝体格发育和神经行为发育的评估，引导学生讨论婴幼儿生长发育的检查及评价。

2. 通过小宝出生胎龄和出生体重及其生长发育情况，引导学生思考体格发育子宫内外的延续性，进一步讨论宫内发育的评估、宫外发育的评估及许可追赶范围，再进一步引导学生思考新生儿出院后的随访及营养管理。

3. 通过纠正胎龄后小宝神经行为发育的水平引导学生讨论婴幼儿神经行为发育的规律、特点，进一步让学生思考婴幼儿神经行为发育的主要里程碑。

4. 通过小宝就诊后使用的神经行为量表，引导学生思考婴幼儿常用神经行为发育量表及其使用范围，结合小宝评估结果引导学生思考常用发育量表的评价。

四、参考资料

1. 薛辛东 . 儿科学 . 北京：人民卫生出版社，2010.

2. 沈晓明 . 儿科学 . 7 版 . 北京：人民卫生出版社，2008.

3. 陈树宝 . 儿科学 . 北京：科学出版社，2006.

4. 胡亚美 , 江载芳 . 诸福棠实用儿科学 . 7 版 . 北京：人民卫生出版社 ,2005.

5.《中华儿科杂志》编辑委员会 , 中华医学会儿科学分会儿童保健学组 , 中华医学会儿科学分会新生儿学组 . 早产、低出生体重儿出院后喂养建议 . 中华儿科杂志 ,2016,(1):6-12.

6. 王丹华 . 重视早产儿出院后的营养管理 . 中国新生儿科杂志 ,2009,(3):133-135.

7. 庄思齐 . 早产、低出生体重儿的出院后管理 . 中国儿童保健杂志 ,2016,(2):113-115.

8. Andrews B, Pellerite M, Myers P, et al. NICU 随访 :0 到 3 岁的医疗和发育管理 . 中国新生儿科杂志 ,2015,(1):77-78.

9. 冯琪 . 早产儿出院后营养管理及随访 . 中国新生儿科杂志 ,2015,(3):171-174.

10. 肖奕青，杨静 . 随访管理和早期干预对早产儿脑神经发育的影响 . 临床医药文献电子杂志 ,2016,(33):6557-6558.

五、PBL 带教前会议记录

参加者：案例撰写者，模块负责人，带教教师

案例名称：王大妈的烦心事

会议内容

（一）主要议题

案例中通过早产新生儿宫外追赶性生长、不正确的喂养方式、被忽视的儿童保健等剧情引出小儿生长发育落后的剧情。首先，希望通过该案例的讨论，学生能更好地掌握小儿生长发育的基本规律，学习影响小儿生长发育的因素以及儿童保健随访的意义和主要内容。其次，通过该案例讨论引发学生对重男轻女封建思想、优生优育的观念及两代人育婴观念差异等方面的思考。

本阶段学生对小儿生长发育已有了一定了解。案例涵盖知识点较多，部分为专科内容，应注意引导学生关注本课程的主要内容，重点在于小儿生长发育。

（二）案例重点问题（如：主要学习目标，如何达成，遇到困难的处理预案）

案例内容涵盖的知识点较多，需重点掌握小儿生长发育的概念。本案例涉及新生儿分类，早产常见病因，新生儿生理特点，小儿生长发育规律及评价、影响因素，儿童保健的意义及主要内容，出院后新生儿发育的随访管理，引导学生全面思考。

六、PBL带教后会议记录

参加者：案例撰写者，模块负责人，带教教师

案例名称：王大妈的烦心事

会议内容

（一）案例使用反馈

1. 案例优点

案例提炼的内容比较多，既有早产的内容，又有新生儿的发育与量表，大家学习的侧重点不同，互相补充学习。

2. 案例存在问题（医学专业问题、文字表达，从学生的视角出发存在的问题）

（1）案例涉及的知识点较多，目标多且零散，学生在学习过程中不易掌握方向。

（2）案例中涉及临床中常用的表达习惯学生不能理解，需教师释疑。

（3）在讨论过程中对人文关怀的思考较少。

3. 意见或修改建议

（1）案例涉及的知识点较多及零散，在教师引导过程中应引导学生重点关注小儿生长发育的规律（体格发育与心理行为发育）、影响因素及其评价，尤其是有里程碑意义的发育点。

（2）修改案例中部分学生不易理解的表达习惯，以防止学生关注点转移、钻牛角尖。

（3）本案例涉及的知识点多且零散，内容相对枯燥，某种程度上影响了讨论效果。

（二）学习目标完成情况

1. 学生基本完成了学习目标，但细节欠缺。尤其是对小儿生长发育的体格及行为发育的系统性学习稍不足。

2. 每个学生学习能力不同，重点不同，但通过分享讨论能达到既定学习目标。

（三）学生表现

1. 学生有很好的讨论经验和技巧，能有效地提出问题，小组学习能力较强，符合临床团队诊疗程序。

2. 学生对学习内容侧重点把握有偏差，对知识点的系统性学习稍显不足。对于一般小儿的生长发育规律进行学习，对于特殊人群自身发育的特点关注稍有不足。

3. 部分学生针对持续的此类学习方式表示困惑，希望更多样化的教学方式。

PBL 案例教师版

难断的后事

课程名称：性－生殖－发育模块

使用年级：三年级

撰 写 者：边军辉　林常敏

审 查 者：PBL 工作组

汕头大学医学院
ShanTou University Medical College

一、案例设计缘由与目的

（一）涵盖的课程概念

本次课程为“性－生殖－发育”模块中关于生殖技术和医学伦理的PBL讨论案例。本阶段学生已经基本掌握人体生殖的生物学知识，也从课堂上深入了解了辅助生殖技术的进展，但还没有机会对辅助生殖技术的意义及在临床实践中的影响进行分析和讨论。

通过该案例的讨论，希望学生能够强化辅助生殖技术原理的相关知识，并学习社会、家庭、职业、文化环境等因素对个体生殖和生育选择的影响，分析辅助生殖技术如何契合到临床工作之中，思考涉及患者安全、医学伦理、医事法律和法规实践中的问题，进而得出合理、合法、公正的结论。本案例旨在促进医学生在医疗行为、医学伦理、职业素养、人文关怀、医事法律等方面进行更深入的学习。

（二）涵盖的学科内容

组织层面　卵子发生和成熟的部位与组织是什么？

生理层面　催促卵子成熟的生理条件是什么？人工授精、受孕的生理条件是什么？

伦理层面　界定脑死亡、死亡的医学标准分别是什么？两者的不同说明什么？

药理层面　左炔诺孕酮的药理机制及作用分别是什么？

行为层面　为何长途飞机旅行者患深静脉栓塞的风险更高？为何服用女性避孕药者患深静脉栓塞的风险更高？

社会层面　高知女性处理自身婚育问题时常受到哪些特有的社会和家庭方面压力？她们面对这些压力时如何选择？这样的选择如何影响她们的健康？本案例中知情同意的医学伦理原则是如何维护的？中美文化的区别是否能解释患者丈夫和患者父母持明显不同的意见这一现象？

（三）案例摘要

此案例描述的是36岁女性因长途飞机旅行中患深静脉栓塞，引起肺动脉栓塞、心脏骤停、缺氧性脑死亡，而后转送到重症监护病房抢救，其生命靠呼吸机维持。患者丈夫遂要求摘取患者卵子后，停呼吸机，以保证以后通过人工授精、代孕方式生下两人的孩子。但患者父母坚决反对。医院方在严肃地讨论患者安全、医学伦理、医事法律等问题后，驳回了患者丈夫的要求。

（四）案例关键词

深静脉栓塞（deep venous embolism）
肺动脉栓塞（pulmonary embolism）
心脏骤停（cardiac arrest）
脑水肿（cerebral edema）
缺氧性脑死亡（hypoxic brain death）
呼吸机（ventilator）
辅助生殖技术（assisted reproductive technology）
成熟卵子摘取（mature egg extraction）
体外受精（*in vitro* fertilization）
代孕（surrogacy）
唑吡坦（zolpidem）
阿托品（atropine）
肾上腺素（epinephrine）
左炔诺孕酮（levonorgestrel）
知情同意原则（principle of informed consent）
医学伦理（medical ethics）

二、整体案例教学目标

（一）学生应具备的背景知识

学生应学习了“性 – 生殖 – 发育”模块中人体生殖生物学原理和过程，并对辅助生殖技术（卵泡刺激、摄取成熟卵子、卵子的冷冻储存、人工授精、代孕）的进展有所了解。

（二）学习议题或目标

1. 群体 – 社区 – 制度（population，P）

（1）民航飞机上应该备有哪些急救设备？是否应配备专职医生？

（2）辅助生殖技术中精子、卵子捐献者拥有何种法律承认的权利？

（3）界定脑死亡的医学标准和法律标准是什么？

（4）以呼吸机维持生命但已经脑死亡的患者在法律权利上是否可以当作死者看待？

（5）对患者父母“白发人送黑发人”的极度悲伤应有哪些社区支持？

2. 行为 – 习惯 – 伦理（behavior，B）

（1）医学伦理中知情同意的原则是指什么？

（2）如何理解患者服用避孕药物的行为？

（3）长途飞机旅行者有哪些疾病风险？

3. 生命 – 自然 – 科学（life science，L）

（1）描述长途飞机旅行增加深静脉栓塞风险的机制，提出有效的防范措施。

（2）描述服用女性避孕药物增加深静脉栓塞风险的机制。

（3）如何定义、鉴定、测量脑死亡？

三、整体案例的教师指引

1. 本案例内容沿深静脉栓塞导致肺动脉栓塞、心脏骤停、缺氧性脑死亡的发生、诊断和抢救这一知识线条展开，重点突出这个知识线条中每个环节存在的相关的患者行为与社会压力的相互作用和对疾病风险产生的影响。本案例需要学生根据案例中病情的发展逐一进行分析和评估，尤其对辅助生殖技术进行医学伦理、医事法律方面的探讨，用以指导临床实践。

2. 让学生探讨从脑死亡患者卵巢中摘取成熟卵子、体外受精、代孕产子等技术过程和影响成功率的因素。

3. 让学生对死亡、脑死亡的医学定义和法律定义进行对比。

4. 让学生讨论脑死亡患者是否还受“知情同意医学伦理原则”的保护。

5. 鼓励学生就患者、患者丈夫、患者父母和医生的行为进行讨论，引发学生对医学生规范医学行为、职业素养的培养、对患者和家属提供人文关怀等方面的思考。

第一幕

机场重逢

退休职工老李和妻子住在上海。这一天，他们早早地起了床，等待女儿和女婿从洛杉矶回来。

女儿静文是老两口唯一的孩子，博士毕业后去美国工作。3年前嫁给了一个40岁的美国人。因为语言的关系，老两口没有办法和女婿沟通，但他们一直盼望抱上外孙子。

经过12个小时的飞行，航班准时抵达浦东机场。然而，老两口却看到女儿躺在担架上被抬出来，他们第一次见到的女婿在担架旁，用手比划着，与医生说着什么……

重症监护室

医生为老李和妻子介绍了女儿静文的病情。12小时前，静文与丈夫一起登上了从洛杉矶到上海的班机。在飞机上，静文服用安眠药后很快入睡。约10小时后，她起身去洗手间，突然摔倒在过道。空乘人员立即广播，找来一位同机的医生。医生发现静文没有脉搏，便开始急救。2小时后，飞机降落于上海浦东机场。此时，静文双侧瞳孔变大，对光反射消失，靠呼吸机维持生命。CT显示肺动脉栓塞、脑水肿。考虑是长途飞机导致深静脉栓塞引起。

医生办公室

9天后，静文的病情没有任何好转。在办公室，医生郑重地将静文可能永远不能自主呼吸、不能醒过来的消息告诉了她的丈夫和父母。静文的丈夫恳请医生从静文身上取出成熟卵子，再停呼吸机，以便日后通过人工授精和代孕留下静文的后代。老李和妻子听后坚决表示反对。这突如其来的情况也让医生左右为难。

关键词

深静脉栓塞（deep venous embolism）

肺动脉栓塞（pulmonary embolism）

心脏骤停（cardiac arrest）

脑水肿（cerebral edema）

缺氧性脑死亡（hypoxic brain death）

呼吸机（ventilator）

辅助生殖技术（assisted reproductive technology）

成熟卵子摘取（mature egg extraction）

体外受精（*in vitro* fertilization）

代孕（surrogacy）

重点议题／提示问题

1. 什么是深静脉栓塞？病因是什么？如何防治？
2. 患者是否已经死亡？是否脑死亡？
3. 患者丈夫所要求的辅助生殖技术是否可行？有哪些影响因素？

教师引导

让学生在关注案例中“病”情（症状、病因、诊断、救治方案、预后）的同时，也关注“人”情（多重家庭关系、多角度理解人物的立场、医学伦理和医事法律实践）。

第二幕

静文的健康情况

医院的医护团队接下来通过患者丈夫联系了静文在洛杉矶的家庭医生，希望了解她以前的健康情况。这位家庭医生也只在诊所见过静文一次，那是2年前，静文因咳嗽、气短和发热 3 天就医。家庭医生给她开了几天抗菌药，要求 5 天后回来随访。但静文没有再来。静文的医生将她自己就医当天填写的健康信息传真过来了，其中显示静文长期服用避孕药左炔诺孕酮（图 1）。

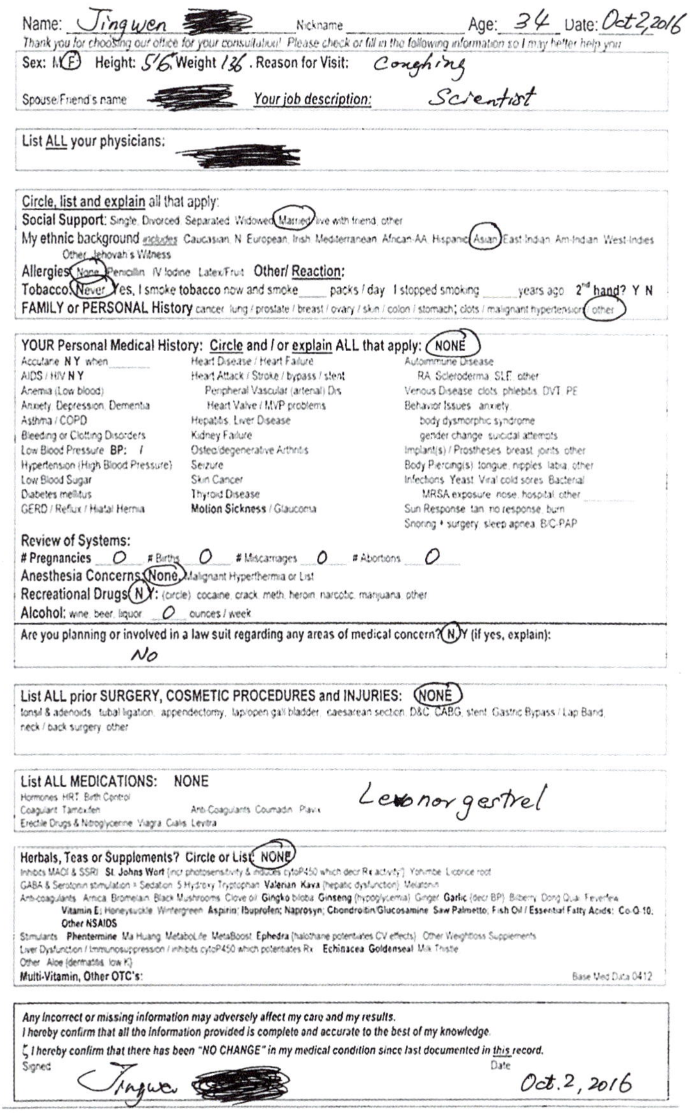
Name: Jingwen [redacted] Nickname ______ Age: 34 Date: Oct 2, 2016
Thank you for choosing our office for your consultation! Please check or fill in the following information so I may better help you

Sex: M (F) Height: 5'6" Weight 136 . Reason for Visit: Coughing
Spouse/Friend's name [redacted] Your job description: Scientist

List ALL your physicians: [redacted]

Circle, list and explain all that apply:
Social Support: Single, Divorced, Separated, Widowed, (Married) live with friend, other
My ethnic background includes Caucasian, N. European, Irish, Mediterranean, African-AA, Hispanic (Asian) East Indian, Am-Indian, West-Indies, Other, Jehovah's Witness
Allergies: (None) Penicillin, IV Iodine, Latex/Fruit Other/ Reaction:
Tobacco: (Never) Yes, I smoke tobacco now and smoke ____ packs / day I stopped smoking ____ years ago 2nd hand? Y N
FAMILY or PERSONAL History cancer: lung / prostate / breast / ovary / skin / colon / stomach; clots / malignant hypertension / (other)

YOUR Personal Medical History: Circle and / or explain ALL that apply: (NONE)
Accutane N Y when ____ | Heart Disease / Heart Failure | Autoimmune Disease
AIDS / HIV N Y | Heart Attack / Stroke / bypass / stent | RA, Scleroderma, SLE, other
Anemia (Low blood) | Peripheral Vascular (arterial) Dis | Venous Disease: clots, phlebitis, DVT, PE
Anxiety, Depression, Dementia | Heart Valve / MVP problems | Behavior Issues: anxiety
Asthma / COPD | Hepatitis, Liver Disease | body dysmorphic syndrome
Bleeding or Clotting Disorders | Kidney Failure | gender change, suicidal attempts
Low Blood Pressure BP: / | Osteo/degenerative Arthritis | Implant(s) / Prostheses: breast, joints, other
Hypertension (High Blood Pressure) | Seizure | Body Piercing(s): tongue, nipples, labia, other
Low Blood Sugar | Skin Cancer | Infections: Yeast, Viral cold sores, Bacterial
Diabetes mellitus | Thyroid Disease | MRSA exposure: nose, hospital, other ____
GERD / Reflux / Hiatal Hernia | Motion Sickness / Glaucoma | Sun Response: tan, no response, burn
Snoring + surgery, sleep apnea, B/C-PAP

Review of Systems:
Pregnancies 0 # Births 0 # Miscarriages 0 # Abortions 0
Anesthesia Concerns: (None) Malignant Hyperthermia or List
Recreational Drugs (N) Y: (circle) cocaine, crack, meth, heroin, narcotic, marijuana, other
Alcohol: wine, beer, liquor 0 ounces / week
Are you planning or involved in a law suit regarding any areas of medical concern? (N) Y (if yes, explain):
No

List ALL prior SURGERY, COSMETIC PROCEDURES and INJURIES: (NONE)
tonsil & adenoids, tubal ligation, appendectomy, lap/open gall bladder, caesarean section, D&C, CABG, stent, Gastric Bypass / Lap Band, neck / back surgery, other

List ALL MEDICATIONS: NONE
Hormones: HRT, Birth Control
Coagulant: Tamoxifen Anti-Coagulants: Coumadin, Plavix
Erectile Drugs & Nitroglycerine: Viagra, Cialis, Levitra
Levonorgestrel

Herbals, Teas or Supplements? Circle or List: (NONE)
Inhibits MAOI & SSRI: St. Johns Wort (incr photosensitivity & induces cytoP450 which decr Rx activity), Yohimbe, Licorice root
GABA & Serotonin stimulation = Sedation: 5 Hydroxy Tryptophan, Valerian, Kava (hepatic dysfunction), Melatonin
Anti-coagulants: Arnica, Bromelain, Black Mushrooms, Clove oil, Gingko biloba, Ginseng (hypoglycemia), Ginger, Garlic (decr BP), Bilberry, Dong Quai, Feverfew, Vitamin E; Honeysuckle, Wintergreen, Aspirin; Ibuprofen; Naprosyn; Chondroitin/Glucosamine, Saw Palmetto; Fish Oil / Essential Fatty Acids; Co-Q-10, Other NSAIDS
Stimulants: Phentermine, Ma Huang, MetaboLife, MetaBoost, Ephedra (halothane potentiates CV effects), Other Weightloss Supplements
Liver Dysfunction / Immunosuppression / inhibits cytoP450 which potentiates Rx: Echinacea, Goldenseal, Milk Thistle
Other: Aloe (dermatitis, low K)
Multi-Vitamin, Other OTC's:
Base Med Data 0412

Any Incorrect or missing information may adversely affect my care and my results.
I hereby confirm that all the information provided is complete and accurate to the best of my knowledge.
I hereby confirm that there has been "NO CHANGE" in my medical condition since last documented in this record.
Signed Jingwen [redacted] Date Oct. 2, 2016

图 1 静文在美国洛杉矶就医时自己填写的健康情况

医院召开联席会议

医院医务科随即召开联席会议，医院领导、医疗专家和院方聘请的法律顾问参加会议。大家仔细讨论了涉及患者安全、器官捐献方面的医学伦理原则和医事法律法规问题，最后做出决定，驳回了患者丈夫的请求。

医院委派代理律师向静文的丈夫、父母一起传达了医院方面的决定，并做了详尽的解释工作。静文的丈夫随后撤回了摘取静文卵子的要求，但还是希望尽快停掉呼吸机的支持，也因此无法与老李和妻子达成一致。

关键词

器官捐献（organ donation）

医学伦理原则（principle of medical ethics）

医事法律法规（medical law）

重点议题／提示问题

1. 患者平时服用左炔诺孕酮的目的是什么？

2. 患者是否可以被视为已经死亡？

3. 谁可以代表患者的真实意愿？

4. 从患者身上摘取卵子和随后的人工授精、代孕等过程，是否可以实现患者丈夫所要的结果？成功率有多大？这个过程是否存在患者风险？

教师引导

1. 第二幕学生能够讨论患者是否脑死亡（条件是没有意识，没有呼吸，没有临床上可以检测到的脑功能），确定患者没有死亡。

2. 既然患者没有死亡，只有本人可以代表她的真实意愿，不能是丈夫，也不能是父母。患者因已经丧失意识，又没有法律承认的、事先表达在这种病况下自己希望生孩子意愿的文书，尤其是患者还在结婚后口服过避孕药（左炔诺孕酮），推测她没有生孩子的意愿。

3. 从患者身上摘取卵子的医疗操作需采取特殊体位，在这个体位下可能引起患者颅内压升高。根据医学伦理中的知情同意原则，这个健康风险必须要事先告知患者，征得她同意才可以。既然这个条件无法满足，医院可以决定拒绝患者丈夫的要求。

4. 患者丈夫和患者父母在是否停呼吸机的问题上意见不一致。可以鼓励学生讨论：法律更承认谁的权利？这方面中国和美国的法律和风俗有何区别？

5. 在国内外都有建立“医疗事先指示”的运动，鼓励学生讨论有何好处。

四、参考资料

本案例是基于文献 [N Engl J Med, 2010, 363(3)] 写成，请不要主动把这一文献信息发给学生。

1. van Hylckama Vlieg A, Helmerhorst FM, Vandenbroucke JP, et al. The venous thrombotic risk of oral contraceptives, effects of oestrogen dose and progestogen type: results of the MEGA case-control study. BMJ, 2009, 339:b2921.

2. Parkin L, Bell ML, Herbison GP, et al. Air travel and fatal pulmonary embolism. Thromb Haemost, 2006, 95:807-814.

3. Wijdicks EF, Hijdra A, Young GB, et al. Practice parameter: prediction of outcome in comatose survivors after cardiopulmonary resuscitation (an evidence-based review): report of the Quality Standards Subcommittee of the American Academy of Neurology. Neurology, 2006, 67:203-210.

4. Greer DM. MRI in anoxic brain injury. Neurocrit Care, 2004, 1:213-215.

5. Applbaum AI, Tilburt JC, Collins MT, et al. A family’s request for

complementary medicine after patient brain death. JAMA, 2008, 299:2188–2193.

6. Soules MR. Commentary: posthumous harvesting of gametes — a physician's perspective. J Law Med Ethics, 1999, 27(4):362–365.

7. Strong C, Gingrich JR, Kutteh WH. Ethics of postmortem sperm retrieval: ethics of sperm retrieval after death or persistent vegetative state. Hum Reprod, 2000, 15:739–745.

8. Styer AK, Cekleniak NA, Legedza A, et al. Factors associated with disposition of cryopreserved reproductive tissue. Fertil Steril, 2003, 80: 584–589.

9. Ohl DA, Park J, Cohen C, et al. Procreation after death or mental incompetence: medical advance or technology gone awry? Fertil Steril, 1996, 66:889–895.

10. Landau R. Posthumous sperm retrieval for the purpose of later insemination or IVF in Israel: an ethical and psychosocial critique. Hum Reprod, 2004, 19:1952–1956.

11. Batzer FR, Hurwitz JM, Caplan A. Postmortem parenthood and the need for a protocol with posthumous sperm procurement. Fertil Steril, 2003, 79:1263–1269.

12. Assisted reproductive technology success rates: national summary and fertility clinic reports. Atlanta: Centers for Disease.

13. Control and Prevention, 2006. (Accessed June 16, 2010, at http://www.cdc.gov/art/ART2006/PDF/2006ART.pdf.)

14. Bankowski BJ, Lyerly AD, Faden RR, et al. The social implications of embryo cryopreservation. Fertil Steril, 2005, 84:823–832.

15. Annas GJ. Ulysses and the fate of frozen embryos — reproduction, research, or destruction? N Engl J Med, 2000, 343:373–376.

16. Kazem R, Thompson LA, Srikantharajah A, et al. Cryopreservation of human oocytes and fertilization by two techniques: invitro fertilization and intracytoplasmic sperm injection. Hum Reprod, 1995, 10:2650–2654.

17. Ragni G, Allegra A, Anserini P, et al. The 2004 Italian legislation

regulating assisted reproduction technology: a multicenter survey on the results of IVF cycles. Hum Reprod, 2005, 20:2224–2228.

18. Lobo RA. Potential options for preservation of fertility in women. N Engl J Med, 2005, 353:64–73.

19. Chen C. Pregnancy after human oocyte cryopreservation. Lancet, 1986, 1:884–886.

20. Noyes N, Porcu E, Borini A. Over 900 oocyte cryopreservation babies born with no apparent increase in congenital anomalies. Reprod Biomed Online, 2009, 18:769–776.

21. Chian RC, Lim JH, Tan SL. State of the art in in-vitro oocyte maturation. Curr Opin Obstet Gynecol, 2004, 16:211–219.

22. Donnez J, Dolmans MM, Demylle D, et al. Livebirth after orthotopic transplantation of cryopreserved ovarian tissue. Lancet, 2004, 364:1405–1410.

23. Jeruss JS, Woodruff TK. Preservation of fertility in patients with cancer. N Engl J Med, 2009, 360:902–911.

24. Kindregan CP, Snyder SH. Clarifying the law of ART: the new American Bar Association Model Act governing assisted reproductive technology. Fam Law Q, 2008, 2:203–229.

25. Woodward v. Commissioner of Social Security. 760 NE2d 257. Mass; 2002.

26. Ethics Committee of the American Society for Reproductive Medicine. Posthumous reproduction. Fertil Steril, 2004, 82:Suppl 1:S260–S262.

PBL 案例教师版

千金还是公子？

课程名称：性－生殖－发育模块

使用年级：三年级

撰 写 者：黄月君 王鸿武

审 查 者：PBL 工作组

汕头大学医学院
ShanTou University Medical College

一、案例设计缘由与目的

（一）涵盖的课程概念

本案例是“性－生殖－发育”模块中关于泌尿生殖系统发生的一个案例，以人类胚胎的生殖系统发育缺陷作为切入点。案例中描述了一个26日龄的婴儿，因为外生殖器发育异常以及出生后生长发育落后被家长带来儿童保健门诊就诊，儿童保健门诊的医生了解病史和体格检查后，未发现患儿家长存在喂养不当的问题，但却发现患儿出生后体重不增，而且存在两性畸形的故事。虽然生殖系统发育缺陷的发病率较低，但如果处理不当，会给患者本身带来巨大的痛苦，甚至造成一定的社会影响。而作为以医生的身份思考的医学生，从接诊时的隐私保护，到对治疗方案的拟定和治疗效果的评估等方方面面，无不需要深入思考医学行为、道德与人文关怀等方面的议题。

通过该案例的PBL讨论，希望学生能够探究人类胚胎泌尿生殖系统的发育过程，重点掌握两性畸形的分类、真两性畸形和假两性畸形的区别（胚胎学），并掌握人类胚胎泌尿生殖系统发育过程中所需要的各种激素及其代谢酶（生理学）。同时，本案例设置了家长询问主管医生关于患儿两性畸形治疗效果和生存质量的相应情景，让学生讨论患儿在成长过程中可能面临的各种问题，引发医学生在医学行为、道德与人文关怀等方面的深入思考。

可继续再延伸的概念：

生殖系统发育畸形可能会造成很严重的后果，除了可以探究相关的治疗，还可以从预防或早期发现的角度出发从根本上扼制疾病的发生。

（二）涵盖的学科内容

组织学层面　人类胚胎时期生殖泌尿系统如何发育？两性畸形有多少种分型？

生理学层面　人类胚胎泌尿生殖系统发育过程中需要什么激素及其代谢酶？发挥什么作用？

胎儿学层面　如何对两性畸形进行产检的诊断及管理？

儿科学层面　如何全面做好儿童保健？

行为层面　发现两性畸形患儿时，该如何进行医患沟通？两性畸形患儿在成长过程中可能会面临什么问题？是否会有性心理发育方面的特殊问题？

社会层面　如何提高人群对胎儿医学以及儿童保健的重要性的认识？

（三）案例摘要

此案例描述的是一个 26 日龄的婴儿，因为外生殖器发育异常以及出生后生长发育落后被家长带来儿童保健门诊就诊。儿童保健门诊的医生经过了解病史和体格检查后，未发现患儿家长存在喂养不当的问题，但却发现患儿出生后体重不增，而且存在两性畸形。患儿家长自述患儿出生后，当地医院的产科医生曾描述患儿的生殖器发育“不大好”，建议等患儿长大一点再去大医院检查。因此，家长未对患儿的外生殖器发育过多重视。患儿住院后，经过全面病史分析，结合染色体、基因以及激素等检查结果，医生诊断患儿“假两性畸形”。住院期间，患儿接受了类固醇替代治疗。家长对患儿的治疗效果和长远的生存质量表达了深深的忧虑。

（四）案例关键词

两性畸形（hermaphroditism）
外生殖器（external genital organ）
生长发育（growth and development）
激素（hormone）
性别鉴定（gender identification）
儿童保健（child health care）

二、整体案例教学目标

（一）学生应具备的背景知识

本阶段学生应对人类泌尿生殖系统解剖有一定了解，本案例主要探究人类胚胎泌尿生殖系统的发生。

（二）学习议题或目标

1. 群体 – 社区 – 制度（population，P）

应该如何加强基层医务人员以及育龄夫妇对产前咨询、胎儿医学以及儿童保健重要性的认识？

2. 行为 – 习惯 – 伦理（behavior，B）

（1）医护人员如何与两性畸形患儿家长进行医患沟通？

（2）两性畸形患儿在成长过程中可能面临哪些问题？

3. 生命 - 自然 - 科学（life science，L）

（1）定义两性畸形，对两性畸形进行分类。

（2）描述人类胚胎的泌尿生殖系统的发育过程。

（3）列举人类胚胎泌尿生殖系统发育过程中所需要的各种激素。

（4）罗列儿童保健涵盖的内容。

（5）描述性别鉴定的方法。

三、整体案例的教师指引

1. 本案例内容涵盖知识点较多，包括人类胚胎泌尿生殖系统发育过程、两性畸形的分类、人类胚胎泌尿生殖系统发育过程中所需要的各种激素及其代谢酶、儿童生长发育、激素替代治疗、性别鉴定、基因检测等，需要学生根据案例的发展逐一分析。

2. 通过该案例，让学生体会到在临床工作中可能会面临的问题——家长送患儿前来就医的原因可能只是患儿疾病的“冰山一角”，作为临床医师，我们要学会如何通过临床表现和体格检查全面分析患儿的症状和体征，结合临床医学的基础知识，深入分析疾病的原因。

3. 让学生讨论两性畸形的分类、人类胚胎泌尿生殖系统发育过程，以及所需要的各种激素，需要教师进行适当的引导。

4. 因为两性畸形案例涉及胎儿医学以及儿童保健等方面的知识，是我国提倡“优生优育”的重要内容，所以希望医学生都对这方面的知识有深刻理解。

5. 因为该案例涉及的伦理问题比较突出，鼓励学生对如何进行两性畸形的性别鉴定和基因检测的医患沟通，以及对两性畸形患儿在成长过程中可能面临的问题进行讨论，从而引发对特殊人群人文关怀的思考。

第一幕

今天，儿童保健门诊和往常一样热闹。柳护士发现有个小孩登记本上写着“男性，26 日龄”，但体重只有 3.2 kg。于是，柳护士询问家长：“孩子爸爸，请问你家宝宝是足月出生的吗？”宝宝爸爸说：“是的，是足月顺产的，出生的时候有 3.1 kg，但是不知道为什么，就是养不大，所以今天特地带来检查。”

患儿被抱入诊室，黄医生立即发现患儿肤色较黑，明显消瘦。黄医生问家长：“请问宝宝妈妈怀孕期间有生病、服药吗？是否定期产检？出生后如何喂养？”

宝宝爸爸说，孩子妈妈怀孕期间感冒 2 次，但没有吃药。做产检时，医生没说有什么问题。孩子出生后一直吃配方奶，现在一次能喝 80 ml，大概 3 小时就要吃一次。

黄医生又问到孩子出生时的情况。宝宝爸爸说：“出生时候是正常的，但是产科医生说我儿子的‘小鸡鸡’发育‘不大好’，等长大一点再去大医院检查一下。”

黄医生看到外生殖器色素沉着明显，“阴茎”短小，未见阴囊，未触及睾丸，但在“阴茎”的两旁却有类似“大阴唇”的结构。黄医生心里咯噔了一下，示意柳护士暂时不要带其他患儿和家长进入诊室，然后耐心地对宝宝的爸爸说，宝宝的外生殖器发育不太好，体重增长慢，需要住院检查治疗。

关键词

两性畸形（hermaphroditism）

儿童保健（child health care）

外生殖器（external genital organ）

生长发育（growth and development）

重点议题 / 提示问题

1. 儿童体重增长缓慢可能有什么原因？
2. 男性外生殖器发育异常可能有哪些常见原因？是否可以进行分类？
3. 人类胚胎生殖系统如何发育？可能会被什么因素影响？
4. 该宝宝需要进一步做哪些检查？

教师引导

1. 本案例第一幕出现的问题是家长发现患儿体重增加缓慢，医生在询问病史过程中发现患儿存在外生殖器发育异常，经过体格检查后考虑存在两性畸形的可能，因为“体重增长慢”和“两性畸形”之间有一些跳跃，学生可能很难把这两者联系起来，所以需要教师引导学生列出和梳理症状和体征，全面分析，对可能的疾病进行分析，同时思考需要进一步做什么检查。

2. 引导学生关注案例中关于患儿外生殖器的描述，讨论两性畸形的分类、真两性畸形和假两性畸形的区别等。

3. 引导学生对儿童保健涵盖的内容进行罗列及思考，由此提高医学生对胎儿医学以及儿童保健的重要性的认识。

第二幕

宝宝入院后，医生立即安排盆腔彩超检查，结果提示：未见睾丸，但可见子宫。

宝宝的主管医生陈医生对家长解释说：“彩超检查看到孩子体内有子宫，所以宝宝可能是个女孩子，但是我们还需要检查染色体进行性别鉴定，同时需要检查激素和相关基因。这些检查需要等几天才能有结果，然后再确定治疗方案。”

宝宝爸爸听了陈医生的话，心情非常沉重，他思考了一会儿，问陈医生：“请问宝宝能不能通过手术，让她（他）的生殖器看起来正常一些？我不知道她（他）能活多少岁，结婚生子这些我不敢奢望，但是我希望她（他）人生大部分的时间都尽可能快乐一些，不要因为这个问题被别人瞧不起，也自己瞧不起自己。”

陈医生回答：“我理解你的心情。现在医学发展了，确实可以通过手术使这方面的问题得到一些改善，慢慢来，我们先等待她（他）的检查结果，再作进一步的打算。”宝宝爸爸只能无奈地点点头。

关键词

睾丸（testis）

子宫（uterus）

激素（hormone）

染色体（chromosome）

性别鉴定（gender identification）

重点议题 / 提示问题

1. 让学生从两性畸形切入人类胚胎泌尿生殖系统的发育过程及其所需要的各种激素是本案例需要重点讨论的内容，但是，学生可能没有办法顺利地从临床问题切入到基础理论，这个需要教师进行适当的引导。

2. 如何进行婴幼儿性别鉴定？

3. 如果你作为主管医师，对于两性畸形的手术治疗，你可能给家长提供什么帮助，或者什么信息支持？

4. 对于两性畸形患儿的预后，你了解什么？

5. 两性畸形患儿在成长过程中可能会面临什么问题？

教师引导

1. 第二幕主要是把学生从两性畸形引入到人类胚胎泌尿生殖系统的发育过程及其所需要的各种激素的讨论中。

2. 引导学生关注案例中提及的染色体、基因和相关激素，并希望学生能从这些方面切入到人类胚胎泌尿生殖系统的发育过程。

3. 临床上两性畸形患儿的治疗主要取决于染色体、基因和相关激素的检查结果，注意引导学生讨论如何针对家长关于治疗效果和长远生存治疗的问题进行医患沟通。

4. 注意引导用同理心去体会案例中家长的心情，并讨论两性畸形患儿在成长过程中可能会面临的问题。

四、参考资料

1. 邵肖梅，叶鸿瑁，丘小汕 . 实用新生儿学 . 4 版 . 北京：人民卫生出版社，2015.
2. 李笑天，杨慧霞，译 . 胎儿学诊断与治疗 . 2 版 . 北京：人民卫生出版社，2013.
3. 王卫平. 儿科学 . 8 版 . 北京：人民卫生出版社，2013.
4. 美国儿科医学会网站：https://www.aap.org/en-us/Pages/Default.aspx

附件

PBL 教师手册（2018 版）

汕头大学医学院 PBL 教师手册

2018 版

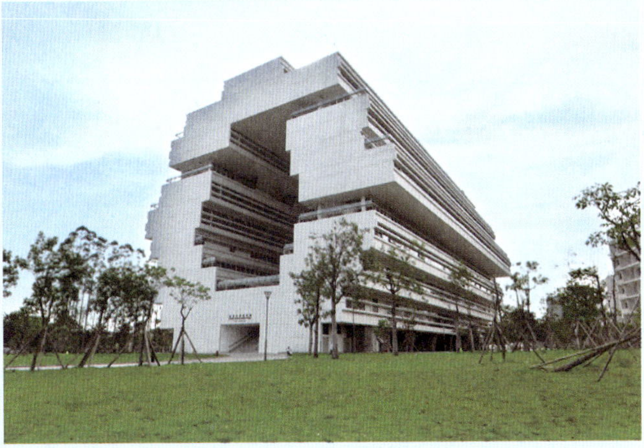

汕頭大学醫学院
ShanTou University Medical College

目 录

前言

第一部分 PBL 的理念

第二部分 PBL 的前期准备

第三部分 PBL 的流程与步骤

第四部分 PBL 小组老师的角色与职能

第五部分 PBL 实施中的评价与反馈

第六部分 PBL 实施中的常见问题与解决建议

第七部分 PBL 常用资源

前言

2005 年的一天，温家宝总理看望了著名物理学家钱学森，与他谈到教育问题时，钱先生说："这么多年培养的学生，还没有哪一个的学术成就能够跟民国时期培养的大师相比。为什么我们的学校总是培养不出杰出的人才？"这就是广为人知的"钱学森之问"。这一问题本身就十分重要，因为在日益全球化的今天，国家之间的竞争是杰出人才之间的竞争，说到底就是各国教育质量之间的竞争。因此，找到解决这一问题的有效方法更为关键，这关系到民族的前途和命运。

从 2002 年起，汕头大学医学院就开始实行医学教育的大胆改革，率先打破传统医学学科间的界限，建立了以人体器官系统为基础的整合课程体系。经过多年的实践，这一代表"以学生为中心"现代教育理念的措施和成效在 2009 年获得了教育部临床医学专业认证专家的认可。学院师生更是再接再厉，在全英文授课的医学教育在国内普遍前途惨淡的背景下，创建全英文授课班，引入美国执业医师资格考试（United States Medical Licensing Examination，USMLE），有效地扩大教育国际化的规模，在病理、临床技能、教师培训等领域创新，于 2014 年获得国家级教育成果一等奖。

中国的教育必须通过改革才能摆脱"钱学森之问"的局面。随着科技日渐进步和知识更新步伐的加快，学生了解和记忆知识已经不再是教育所追求的目标。培养具有深度学习、提出和解决问题能力，兼具岗位胜任力和创新能力的学生才是现代教育的宗旨。学校必须放弃将毕业生的知识水平、考试成绩作为衡量教育产出的一贯做法，而要将教育的长远效果——毕业生的潜力、职业素质和终身学习能力——作为最准确的衡量标准。因为前者是技术学校的目标，而后者才是能培养出大师的高水平大学的目标。

汕头大学医学院决心举办"主动学习班"，吸取国外先进医学院校（如加拿大 McMaster 大学）的成功经验，让医学生能有机会选择问题导向学习（problem-based learning，PBL）方式，在教师的辅导下，利用生活及临床的情景作为案例进行深度学习，培养学生自主学习、独立分析、有效沟通能力和团队精神。新教学大楼配备的符合 PBL 理念的优质设施也为这一教育改革措施的成功奠定了基础。

据我所知，在中国的医学院校中这是个创举。首先我必须感谢拥有“国家教育兴亡，你我匹夫有责”勇气和专业精神的各位同事，也特别感谢在亚太地区推广 PBL 理念和实践多年、获得同行尊重的关超然教授为我们把脉和指导。我更要感谢那些愿意加入“主动学习班”的同学，因为他们将为中国医学教育的发展提供最直接的数据和宝贵的经验。

“钱学森之问”是个重要问题。令人振奋的是，汕医师生将通过“问题导向学习”，为破解这一问题找到有效的解决办法。

原执行院长　边军辉

第一部分　PBL 的理念

一、PBL 的必要性：教育危机感

老师及学生们大概都很熟悉以下的说法："知识就是力量。教育是为了奠定学生知识的基础，学校是学生汲取知识的场所，老师就是学生获取知识的源泉"。这就是近代"以知识为本，以教师为中心"的传统教育思维。在中国，很多的大学生，甚至于大学的老师，至今还对此深信不疑。为了印证这一教育理念，有人甚至引出了韩愈的《师说》。唐代被流放到潮汕的文人主张学院的老师就是应当"传道，授业，解惑"（《师说》：古之学者必有师，师者，所以传道授业解惑也……）。乍看，韩愈似乎也是推崇这种"以师为本，传道解惑"的师徒传授教育模式，但研读文章不应断章取义。"传道授业解惑也"这句后紧接着写道："授之书而习其句读者，非吾所谓传其道解其惑者也。句读之不知，惑之不解，或师焉，或不焉，小学而大遗，吾未见其明也。巫医乐师百工之人，不耻相师；士大夫之族，曰师曰弟子云者，则群聚而笑之……古之圣人，其出人也远矣，犹且从师而问焉……"可见，韩愈其实并不主张这种教育理念，而是认为学习不应是"读死书，表面理解"（句读）；表象化的阅读很容易造成断章取义（小学）；太专注在繁文细节的内容又会失去大方面具体概念的掌握（大遗）。所谓"惑不解则道不知"，学习 / 读书应深入思考，句句咀嚼，主动剖析，方能有所进益。与有领导阶级地位的人士不同，学医学工艺的人士都不以互动学习、求教发问为耻（不耻相师；从师而问）。韩愈在《师说》中还引入了孔子的教育观，"圣人无常师。孔子师郯子、苌弘、师襄、老聃。郯子之徒，其贤不及孔子。孔子曰：三人行，则必有我师。是故弟子不必不如师，师不必贤于弟子，闻道有先后，术业有专攻，如是而已"。韩愈清楚地表明任何人都可以做自己的老师，不会因为对方的地位贵贱或年龄影响自身学习的心志。这与孔子所说"古之学者为己，今之学者为人"不谋而合，形成了今天"自主学习"教育理念的雏形。

传统教育思维风行百年，却逐渐偏离了古人的初衷，甚至步入歧途，最终落伍到跟不上现代生活的节奏，也不符合现代生活的需求。知识（knowledge）已经不再是力量，仅是辅助能力养成的一种载体，能力（competency）才是最核心的力量。教育不仅仅是为了教授和汲取知识，更是为了品德素养的孕育以及典范人才的培植。现代的科技（互联网、平板电脑、手机等）已将学校课堂大众化、平淡化（MOOC），缩小化（小组、团队、微课学习等），翻转化（翻转教室）及灵活化（不受时、地、空的限制）。资源的普及和学生知识需求的多元化使得学校课堂不再是求知的唯一平台，老师也不再是学生求知的源泉。对老师及学生而言，现今科技的飞速进程已经使得知识的非线性的生产超越了大脑本质对知识直线性的吸收，在这一现象必定会与时俱增的背景下，教育避免不了会有天翻地覆的改变。问题导向学习（PBL）不是唯一但却是目前最有效的学生自主学习理念平台。当然，PBL 必定要做到以学生为中心，才能够让学生发展自主；PBL 强调的是学生的学习，而非依靠老师的教授；PBL 注重的是对生活中的问题进行探索与解决，而非死记与生活脱节的枯燥知识；PBL 依靠的是小组团队多元化的动力，建立合作沟通的互动学习。一味盲目庸附于传统的知识传承不再是积蓄力量的宝典，而是一种造成教育危机的落伍理念。PBL 经验流程所赋予的能力才是生活里永续的力量，更是终身学习的机会。

二、PBL 的正其名：名正则言顺

PBL 在字面上的定义是 problem-based learning（问题导向学习），其命名来自首创 PBL 的加拿大 McMaster 大学医学院（下文简称麦大）。但在教育上的定义却具有更深奥多元化的内涵，麦大把 PBL 定义为一种教育哲学并称之为“McMaster philosophy”。PBL 在美欧经过了三十多年岁月才登陆亚洲，对 PBL 的诠译，在欧美日似乎更能得到大众的认同，而在华人世界里，由于翻译不当和自圆其说的扭曲，造成一些人对 PBL 产生误解。PBL 曾经很不恰当地被翻译为“以提问为本学习”及“以难题主导学习”。其实，PBL 在教育学中正式的英文就有两种：problem-based learning 及 project-based learning。前者多用在高等教育以老师协导、学生自主为导向，而后者多用在中、小学教育或技术职业高校比较偏向老师主导内容的教学。若没有对 PBL 先做深入的研读，problem-based learning 中的“problem”的中文翻译本身就成了问题。虽然在进行 PBL 的过程中老师会鼓励学生提出问题从而进行主动学习，或者，老师会直接提出问题推动学生进行主动学习，再或者，老师利用有难度的问题激发学生进行主动学习，但这些对问题的把控方式都仅是 PBL 中管控团队动力的多种策略之一，绝非 PBL 中“problem”的本质。目前已经得到共识的 PBL 狭义解译是“问题导向学习”，这种学习模式更侧重于提高学生应对生活中各种问题的能力；包括了，但不仅是知识和技巧的灌输。PBL 中的“问题”就是将生活情境组成的案例作为学习的载体平台，可见，有效的教育策略应该与生活建立联系，所以将 PBL 翻译成“案例导

向学习”也许更为妥切。事实上，“案例导向学习”在临床医学又很可能（事实上经常）被误解为对临床教学的病历的教学 / 分析 / 简报的学习（case-based learning）。更令人诧异的是，有人把 PBL 翻译为“问题导向教学法”，将 learning 诠译为 teaching（教学）。这些过于粗浅、狭义、缺乏深思的翻译，加上因为理念的偏差而产生的带有复杂后续性困扰的多种混杂式 PBL（hybrid-PBL）造成 PBL 理念的混淆与误解现象，像病毒般严重扩散。综上所述，要了解并真正做好 PBL，第一步必先正其名，然后才能思其义。

三、PBL 的叛逆性：反传统行为

PBL 是以学生为中心（学生对自己的学习规划负责），异于传统的以教师为中心（教师是学生汲取知识的源泉）。在学习的领域里，PBL 注重学习的过程（如何学及为什么学），而传统注重学习的内容（学什么及学多寡）。因此，PBL 的精神在于自主学习，而传统专注于促使被动学习。PBL 以小组讨论为学习形式，而传统则以大堂授课为基磐。PBL 以反馈为改善学习过程的评量理念打破了传统的科举考试制度遗留下来的弊端。在课程的规划上，传统式的教育理念只能组合（拼凑）科系和内容，而不能像 PBL 能统整（融合）多元化的观念与知识。不同于传统形式的推广教育或在职教育那种“终身受教”的被动学习，深入贯彻 PBL 的自主学习，不仅能达到终身学习的目的，还能升华至全人教育的境界。传统被动教授方法已属落伍，不能与现代的社会形态意识接轨，罔论在国际学术人才培育市场上激烈的竞争。PBL 的精神主轴在于“以学生为中心”的自主学习，教育若以“学生为中心”作为风向标，其实施才有可能达到学习自主化、生活化、全人化与整合化的成效。在这个信息爆炸、知识日新月异、学海无涯的时代，传统式的大堂课教学局限于教授古今知识作为学生知识的来源，以此来应对未来的概念已全然落伍并与现今的社会意识形态脱节。若未经过正规的 PBL 洗礼，有可能出现尽管老师明白在 PBL 的环境里应秉持“以学生为中心”并让学生“自主学习”的原则，不应授课教书，但一些欠缺经验的老师却会完全不言不语，让学生“天马行空”或“放牛吃草”，漫无目的地高谈阔论；或者有些老师让学生在固定的自修课（self-study）上阅读指定或分配到的教材或学习目标（这是老师主导的 directed self-study/learning），这也扭曲了 self-directed learning（学生团队自行主导学习，简称为自主学习）的真正意义。总而言之，在整体的近代教育理念中，PBL 是一个典型的反传统教育理念。

四、PBL 的发展史：跨越时与空

毫无疑问，在百年传统教育文化的笼罩下，PBL 反传统的教育理念需要经过千锤百炼的考验，才有出头的一天，这也反映出 McMaster 大学在医学教育创新过程中所经历的困难与辛酸。但是这一切也印证了一条不变的真理——只有懂得前瞻、勇于挑战、无惧失败的人或机构才能不断地创新、坚定地领导并推动一个新的纪元。McMaster 大学继 1965 开始策划 PBL 医学教育课程并于 1969 年正式实施后，经过不断地反思、修正及改善，于 1992 年又创建了举世皆知的循证医学（evidence-based medicine，EBM）。2004 年，在评价领域建立了以 OSCE 为架构的微站面试（multiple mini-interview，MMI）进行医学入学录取考试，以及测试个人医学知识进展的评价法（personal progress index，PPI），且均得到医学界的广泛采用。不难看出，PBL 的发展是不进则退的，也是与时俱进的。

McMaster 大学创立 PBL 以后，在十年孤独漫长的岁月中没有一所加拿大的医学院跟随 McMaster 大学的步伐，即使在美国，愿意试行 PBL 的大学也仅有 New Mexico 大学，在欧洲则以 Maastricht 大学为首，在澳大利亚则是 New Castle 大学尝试实施 PBL 课程。直到 1980 年医学教育改革之风才开始横扫欧美各国；20 世纪 80 年代，随着 PBL 研究文献的增多，PBL 逐渐受到关注并且快速席卷欧美，甚至冲击了当时世界级的大学龙头——哈佛大学。1985 年，哈佛大学医学院在 PBL 的理念基础上创建了“新途径课程”（New Pathway Curriculum），成为混杂式 PBL 课程的典范[即在传统以教师为中心的课程（lecture）中注入 PBL 的理念及小组讨论的方法]。

夏威夷大学医学院继哈佛大学后，在 15 个月之内由传统的医学课程改革成 hybrid-PBL 课程（请注意：与 McMaster 大学始创的 PBL 课程理念不同，大部分现行的 PBL 课程均是混杂式的 PBL 模式，这种模式中对学生自主学习的分量、方式、流程、评价及 tutor 师资的规定都参差不齐。由于在教育文献中对 PBL 没有一个中肯的定义，因此也形成了分析 PBL 实施成效研究的一片灰色地带）。值得注意的是，夏威夷是东西方文化的重要融合点，很多 PBL 的理念与实务是从这里传入亚洲的。

英国医学总会于 1993 年发布了一本称之为“*Tomorrow's Doctor*”（明日医生）的教育白皮书，其中述及传统医学教育的种种弊病并提出具有针对性的改善方案，包括了 PBL 的学习态度（自主、自动、自律）及情境化的学习平台。这份白皮书在 1998 年被重申其重要性并回顾其影响力。它不仅刺激了英国高等教育界，也影响了一些过去以华人为主的英国殖民地（如香港、马来西亚及新加坡）的医学教育界。

两岸学术界对 PBL 的接受始于千禧年后，间接反映出中华教育文化存在墨守成规的保守特质。

五、PBL 的心头结：束缚下求变

PBL 理念突显了传统教育弊病的思维表现，而墨守成规的传统教育思维却又成了 PBL 理念的绊脚石，两者相互纠缠，最终形成了“心结”。由于 PBL 引发了对近代高等教育在根本理念上的反思，才会给全球的高等教育界带来无比巨大的冲击，让传统教育的盲目卫道者产生失去立脚点的恐慌。毫无疑问，要能够接纳 PBL 的理念必须舍弃一大部分近代传统教育的弊病，否则，PBL 的实施就会潜藏“挂羊头卖狗肉”的危机，成为一个带着“PBL 方法”面具而骨子里却流淌着“传统思维”血液的教学模式。混杂式 PBL 受国内外不少大学和医学院的青睐，因为一些 hybrid-PBL 仅是在依然庞大的传统制度下的一小撮课程 / 科目，是一种比较容易被接纳、能顾及两端的模式，但也很容易受根深蒂固的传统教育思维的牵制而无法推陈出新。这种“变”较容易被看到，却经受不住时间的考验，因为这种 hybrid-PBL 显示的“变”只是表面形式上的变，而不是内在实质上的变。近十年来，亚洲各国高等教育改革犹如雨后春笋，大学评估认证亦推展得如火如荼，因此很多大学在这近十年间不约而同地试行 PBL 也许并不是巧合。若大学或医学教育认证促使了对 PBL 的认同，这种认同就代表了酶促反应的“外源动机”（extrinsic motivation），即使是因为外源动机驱使而实施 PBL，也还是很有可能通过尝过了 PBL 的“清泉甘露”而激发了“内源动机”，所以采用混杂式 PBL 作为衔接过渡手段也未尝不可。这种转型（transformation）往往会在 3~5 年内发生，而且政策上也会跟着有震撼性的正面改变。倘若是仅流于形式的表面功夫，即使实施十年 hybrid-PBL 也不会使学生的学习态度或成效产生显见的成果。

传统教育之所以被称为传统，就是因为它不愿改变创新。历史很清楚地告诉我们，我们终其一生都在学习应变；我们的生死成败都与“变”息息相关。中华民族的传统中不乏优良的文化，但也隐藏着不少顽固的封建迷信和老旧思想。这些“旧”文化犹如沉甸甸的石头，在漫长的岁月中为传统筑成了难以穿透的铜墙铁壁。所以，突破传统是一条铺满荆棘的路，那些倒在这条路上的传授者们往往把自己教化学生之无能与无奈怪诸学生本质及中华文化，见怪不怪但也令人唏嘘。大部分的大学老师需要被重新打造或培训，因为大学老师从来没有受过教育专业的培训，仅知传承过去“被教”的传统方法去“授教”。近几年来，各所大学都设置了教师成长中心（center for faculty development，CFD）或类似的机构，虽未臻完善但日渐成熟。

教育的工作是要由人性化的互动去催化智能的汲取与建立，电子计算机的惯性操作无法取代人脑心智的判断。例如，近年来盛行的一些e-PBL应用过分专注于e-化的手段，忽略了人与人的互动与沟通；就像是医疗行为应当结合患者的身心生活与感受去“医人”，而非动辄依靠科技仪器来“医病”。科技是达成教育目的（基础与临床）的种种工具之一，若不善于运用，以机械式的科技逻辑去作为教育与医疗的主流策略，则可能会影响学习者的自主性的思维及人性化的判断。

教育的成果，不能腐朽庸俗化、无意义地数量化与虚表地时尚化。

六、PBL 的前瞻语：为卓越奋斗

普及教育是为了造福群众，精致教育是为了培养精英，前瞻教育是为了迈向卓越。达到 PBL 的普及性，精致性及前瞻性尚有一段漫长崎岖的路要走。PBL 的沿革已经迈入了一个缓慢的历史流程。采纳、坚持及永续 PBL 教育主要的绊脚石是源自传统教育根深蒂固的弊病。若对 PBL 理念一知半解，自以为是，又会陷入传统教育思维的泥沼，甚至无法自拔。教育的目的若没有清晰的理念来指引流程，目标靶向就不够明确，教与学很可能变成无的放矢，建立不了预期的成效。PBL 的理念有很明确的发源地及产生的历史背景缘由去支撑，其教育成效亦有多元化教育研究的实证及时间的考验。PBL 可以说是当今高等教育黑暗路途中的明灯。

以下各部分代表本医学院老师在黑暗的 PBL 探索旅程中所点燃的明灯。

关超然

第二部分　PBL 的前期准备

PBL 实施五要素包括案例、学生、小组老师、场地、评价。要顺利实施 PBL，就要做好以下五方面准备：案例撰写、学生培训、小组老师培训及会议、小组讨论教室的确定、评价方法的建立。

一、案例撰写

案例撰写是实施 PBL 的基础，即“问题导向学习”中的“问题”。好的案例，要包含 P（群体－社区－制度）、B（行为－习惯－伦理）、L（生命－自然－科学）三个层面的内容，能涵盖不同学科（横向）和基础与临床（纵向）的整合思维，同时可以激发学生的学习热情。撰写案例主要包括以下三个步骤：

1. 确立学习目标

撰写案例前，首先要确立课程的学习目标，确定其涵盖的层面，然后再寻找合适的案例，撰写成合适的 PBL 案例。

2. 撰写案例

PBL 的案例是一种情境的表现，而非平铺直叙的记录性的病例。案例中语言应有目的性，精练而生动。撰写时，要根据学习目标，针对学生的程度撰写。所写的每句话都有其目的性，尽量不要纳入细枝末节（除非有特定的学习目的），以免学生纠结于细枝末节，在讨论问题时牵涉过广或钻牛角尖。

3. 编写教师指引

教师指引的撰写，可以使不同小组老师所带的小组最终都达到一定的学习目标。一些教师指引为了补充教师专业知识的不足，涵盖了犹如讲义的知识，这是错误的做法。教师指引的目的在于为帮助学生学习态度及方向的确立提供提示。每个案例最好不超过 12 页。

二、学生培训

PBL 成功实施的关键因素是学生。PBL 与传统的学习方法之间有很大的差异，因此在 PBL 实施前，要对学生进行培训。让所有的参与者都充分了解 PBL 的理念和实施方法，让学生明白自己应该如何学习，同时还要进行提问技巧、文献检索等方面的培训。

可以用讲座、示范、视频及实际演练的方式进行。

三、小组老师培训及会议

PBL 小组老师要经过培训，不仅了解 PBL 的理念，更要对讨论过程中的管控技巧进行培训。小组老师要转变观念，明白自己的角色不再是“教”，而是帮助学生“学”。

PBL 讨论是由各个小组的同学在不同的小组老师引导下进行的学习，小组和小组之间相对独立。但是小组老师之间，在 PBL 讨论的前后通常要有小组老师会议。PBL 讨论前通常由撰写案例的教师描述案例撰写目的、要求达到的学习目标等；课程实施后小组老师可以讨论带教过程中遇到的问题，讨论解决办法。

四、小组讨论教室的确定

PBL 讨论时一般为 6~10 个学生一个小组，所需教室空间可以较小。讨论进行时要求学生能够有目光接触，因此教室里要有一张能够使学生围坐成一圈的长桌，同时要有一块可供记录的白板。讨论过程中并不提倡学生一边讨论一边上网查阅资料或者翻阅教科书，这样会干扰讨论的进程。学生自主学习放在课堂讨论完毕后，因此并不需要教室中配备计算机和网络。小组老师应与学生坐在一起，让学生感觉到老师也是小组的一份子，增加学生对老师的认同与接受。

五、评价方法的建立

PBL 学习的过程不同于传统大课，学生要自己发现问题、解决问题。而传统大课的评价方法只能考核学生知识的掌握程度，并不能评价其他方面的能力。因此要建立合适 PBL 的评价方式，才能了解学生是否达到了预定的学习目标和能力。小组老师不仅给成绩，还要详细描述每位学生学习的情况并给予具有针对性的反馈与建议。

评价包括学生自我评价、学生和学生之间互评及学生对小组老师的评价。评价的方式应在第一堂 PBL 课就让学生明确地知道。

辛　岗

第三部分　PBL 的流程与步骤

经典单一案例 PBL 课（两幕）在 2 周内分次实施：每周安排 2 次讨论，分别安排在周一和周四（或周二和周五），每次时长 2~3 小时。

PBL 基本流程与步骤简介如下：

1. 参与小组老师和学生轮流自我介绍（1 名小组老师，6~10 名学生）。

2. 小组老师简单讲解 / 复习 PBL 基本程序、规则和方法。

3. 由学生选出 1 名记录员（原则上由组员轮流担任），记录的同时参与讨论，在白板上呈现并初步整理讨论内容。

4. 小组 PBL 步骤：详见下表。

5. 评价与反馈：包括学生对自我、其他学生、带教小组老师和 PBL 过程的评价与反馈，以及小组老师对学生和 PBL 过程的评价与反馈。

评价与反馈环节至关重要，无论时间是否超时，这个过程都不可省略，在 PBL 课程结束之前一定要执行此环节的活动。

6. 如时间充裕，由小组自行决定是否进行总结环节，即简要总结学习成果，回归并审视案例问题，明确问题解决成效。

进程	目的	步骤
第 1 次讨论	发现问题，设定目标，制订时间管控方案	1. 研读案例，归纳事实，澄清概念，找出线索 2. 列出并明确要探讨的问题（需达成共识） 3. 就问题进行头脑风暴（基于现有知识和认知进行讨论） 4. 分析问题，提出并最终整合形成用于解释问题的假说 5. 围绕假说，明确学习议题 6. 讨论已有知识是否足以解决所列问题，以此确定尚待学习的范围 7. 回顾步骤 4~6，共同制订出明确、具体、相关、预期能够实现的学习目标，并按重要性依次排列

（续表）

第 1 和第 2 次讨论之间	查证，研读，分析，求解	8. 小组成员各人自行搜集资料和信息，每个成员的学习任务应覆盖与学习目标相关的全部议题，避免以省事省时为动机的任何形式的任务分配和包干行为
第 2 次讨论	分享，求证，讨论，批判，总结	9. 将个人学习成果（信息来源和内容）在小组内以口头讲解配合白板书写的形式呈现，并进行互动性讨论，包括分享困难、寻求解决 10. 小组通过团队合作，尝试应用所学新知识共同解决或分享第 1 次讨论所设定的问题及相关探讨

龙　廷

第四部分　PBL 小组老师的角色与职能

一、PBL 小组老师的角色定位

PBL 小组老师以引导小组学习为唯一工作目标。其作用是帮助成员学习，达到课程设计所要求的由学生自己领悟体会并提出、整理预期学习目标。PBL 小组老师的责任与传统大课老师以知识传授为主要任务的特点大不相同。在整个 PBL 讨论过程中，除非必要，老师无需主动提供知识咨询，而是作为一名旁观者，协助引导并评价、反馈小组学习，在激发小组学习讨论动力及引导讨论方向上发挥作用。

二、PBL 小组老师的角色内涵

一名 PBL 小组老师要具备以下特点：

1. 充分准备，了解 PBL 课程学习目标、课程相关架构及各种学习资源。

2. 激发友好开放的 PBL 讨论气氛，鼓励提高讨论效率的行为。

3. 识别 PBL 小组成员中每个学生的特质和成长背景。

4. PBL 过程中要适时干预，但避免发号施令。

5. PBL 过程中机智敏捷地处理难题（非知识层面难题）。

6. PBL 讨论结束时，要鼓励小组成员勇敢回顾自己的表现，同时小组老师也要随堂进行自我反思。

经过培训，各种专业及职级水平的教师都可以成为 PBL 小组老师，当然，案例在自己专业范围内时，小组老师会有“安全感”。按照 PBL 规范要求，小组老师的职责是提供学习帮助，他们的背景知识和经验，无论是来自于一线教学、基础研究还是临床实践，都有助于促进 PBL 小组的学习。尽管如此，各学科专家们在执行 PBL 小组老师职责时，要注意角色转换，充分扮演促进性角色而非发号施令者。

三、PBL 小组老师的必备技巧

1. 保持开放与信任的氛围，鼓励 PBL 小组成员间互动。有效的互动技巧，如眼神交流，友好、礼貌的态度和尊重等方法，是营造和谐学习氛围的基本功。

2. 引导学生建立健康的学习态度、运用有效的学习方法、遵循正确的学习方向。避免过分浸淫在知识层面不可自拔，使得 PBL 演变成小组教学或单纯的知识传授。小组老师应注意引导小组讨论的内容不要偏移主题，要提醒学生时刻围绕着预先确定的学习目标进行。

3. PBL 强调学生主动学习、自我引导并寻求所需知识，勿将“PBL 案例教师版”中既有的文献或参考数据和盘托出。鼓励学生探究如何根据预先确定的学习目标和问题去获得相应知识、解答问题，以达到既定学习目标。鼓励学生尽可能从专业网站及医学学术期刊上去寻找适用的数据和证据，以补充现有医学教材的不足。

4. 提高小组讨论效率，保持小组学习过程畅通无阻。

（1）讨论之初，可提示小组先行设立讨论计划。

（2）讨论进行过程中，如发现有影响小组讨论流程通畅的问题，要提醒（或暗示）小组成员给予注意，要立即处理 / 改善这些问题。

（3）督促学生随时监控小组学习情况。每个问题讨论结束时，鼓励小组成员对讨论全过程进行回顾，及时进行自我反思，以提高整体表现。

（讨论过程中常见问题及来源和解决方法，请参考第六章。）

5. 综合评价学生表现。小组老师应当熟悉本校评价策略，并及时对每位学生和（或）整个小组表现进行形成性评价（用于反馈）或终结性评价（确定进展）（详细资料见第六章。）

四、PBL 小组老师的观察项目

在小组讨论过程中，小组老师要同时观察 / 注意什么样的讨论内容和流程呢？要随时保持与学生间的眼神交流，注意学生肢体语言，营造安全有效的学习环境。要时刻注意团队学习动力，如有问题要及时提醒并做处理。详见下表。

观察项目	不同表现形式
参与度	● 参与度高者，参与度低者，沉默者 ● 参与度“转移现象”：参与度高者突然默不作声，或参与度低者突然滔滔不绝
影响力	● 霸道型：试图用个人意志或价值观影响其他组员；或促使其他组员接受自己的决定 ● 和事佬型：持续避免在小组中发生冲突或不愉快；或在给予其他组员反馈时，只说动听的好话而避免指出缺点和错误 ● 放任型：退缩，漠视、不关心小组的活动 ● 民主型：试图让所有小组成员参与讨论或决定过程；可以开放地接受别人的批评和反馈；当小组张力紧绷时，试图以正性解决问题的方式处理冲突
小组氛围	● 友善和谐 ● 以学习任务为导向，令人满意 ● 小组成员很投入 ● 个别组员引发冲突并造成不和谐
组员情绪	● 正面情绪：稳定、兴奋等 ● 负面情绪：愤怒、受挫、防御、竞争等
小组认同感	● 小组之中存在“次小组”现象，个别成员置身于讨论之外 ● 成员时而“进入”、时而“退出”小组讨论
做决定过程	● 所有成员共同参与决定过程，达成共识 ● 少数组员做出决定意见并径自付诸执行（未征求其他成员意见） ● 做决定过程中，有个别成员贡献未得到响应或认识

（续表）

规范	● 存在讨论禁忌 ● 只能接受正面情绪表达 ● 成员间过于谦让，轻易接受彼此意见
讨论点	● 是否聚焦在问题上，是否跑题 ● 小组讨论主题跳跃

吴 凡

第五部分　PBL 实施中的评价与反馈

PBL 强调以学生为中心，注重学生学习过程，目标是培养学生主动学习、终身学习能力。学生要对自己的学习过程及结果负责。因此，PBL 评价方式也必然异于传统以知识考核为主的终结性评价模式。PBL 更注重小组讨论课结束后的即时反馈，为学生提供改进其个人行为和态度最有效的意见和建议。

一、形成性评价和终结性评价

形成性评价和终结性评价是两个重要的概念。传统教育常用以笔试为主的考试形式，以此将学生学习成果优劣进行分类，便于施教者判断或奖惩，此种评价形式称为终结性评价。终结性评价的目的是对学生学习成果进行判断。PBL 采用多元化形成性评价模式，其目的是帮助学生改进学习过程。诚如每次 PBL 小组讨论后学生自我以及对组内同学口头评价、小组老师给学生即时口头反馈等，都可以帮助学生认识和保持自己学习过程中的优点，发现不足，并利用小组老师在即时反馈中提供的建议改进学习方法，调整学习方向。

二、PBL 中常用的面对面即时反馈、评价表的应用

1. 形成性评价之一：即时口头反馈

（1）目的：帮助学生、小组老师发现自己的长处和短板，指向性地扬长避短，积极地优势互补。

（2）形式：每次 PBL 小组讨论结束前，都需要利用 10~15 分钟时间进行学生对自我、组员、小组老师及小组老师对组员的面对面反馈。

该反馈也可以利用评价表进行（自我评价、同伴评价、小组老师评价学生、学生评价小组老师）。不过常因为时间紧迫，在讨论结束后行即时口头面对面反馈。

（3）反馈技巧

1）口头评价注重客观性观察，而非基于主观性推论，注重使用描述性语言而非判别性词句。无论正面还是负面评价，都要根据评价者（小组老师或其他指定人）观察到的场景，引用被评价者的语言，有针对性地进行评价。

2）多使用正性语言进行评价。

3）分享经验，避免说教。

4）尽量以各种数据 / 证据示人，不宜用解答或解决方式。

5）反馈内容要对被评价者有所裨益，而非反馈者的个人情绪发泄。

6）给予对方的建议应充分考虑对方能够接受的程度。

7）应适时适地提出反馈，以减少个人伤害。

8）反馈时宜着眼于“对方所说”，而非“为何而说”。

小组老师应特别留意学生间相互评价与反馈时所持的态度，及时善意地纠正不适当的行为、语言及态度。

2. 形成性评价之二：PBL 评价表（表 1~ 表 3）

（1）目的：在即时反馈前形成系统评价，保留资料以形成学生学习档案，也可形成量化测量参数，用于未来终结性评价。

（2）形式：可以在每次 PBL 结束前进行；也可在课后填写网络评价表（非即时反馈，效果略逊）。

（3）注意事项

1）如果需要为终结性评价提供参数，学生应该提前知道评价方法。

2）应进行阶段性总结并为学生提供相应阶段性反馈，帮助学生认识自己的优点，知晓急需改进的方面。

3）基于不同目的和使用便利，形成性评价和终结性评价两者可结合使用。

4）评价表填写比较费时，学生若无耐性或不负责任填写，会影响评价信度和效度。因此，评价表需谨慎设计。

5）评价分数要赋予整数值。

表 1　PBL 学生评价表（教师版）

班级 ________　小组 ________　小组老师 ________　日期 ________

评价项目	学生姓名									备注
1. 参与程度										
2. 发言有效性										
3. 团队合作及沟通能力										
4. 资料准备										
5. 领导力 / 同理心										
总分										

总体反思

优点：

缺点：

建议：

附：评价项目细则（计分均为整数）

项目	0 分	1 分	2~3 分	4~5 分
1. 参与程度	缺席	无：出席但完全 / 几乎没有参与讨论	参与：但非主动，在同学或小组老师的暗示或督促下参与	积极参与：主动分享自己的观点，积极补充同学发言，观察组员行为并提出反馈
2. 发言有效性	缺席	无：附和其他同学，没有个人观点，发言少	一般：发言简洁度、完成讨论目标能力不足； 或仅复述资料，缺乏个人观点陈述； 对他人发言无法提出意见和建议； 对推动小组讨论进程缺乏帮助	有效：发言简洁，目标明确； 对其他组员发言能提出个人意见或补充，提出的观点可以积极推动小组讨论进程； 能够对组员提供有效反馈
3. 团队合作及沟通能力	缺席且没有参与课前小组准备活动，由小组同学界定	差：参与课前的小组准备活动，课上没有有效互动、合作	一般：课前、课上比较积极地参与小组讨论和活动； 组员与其相处比较愉快	好：在讨论陷入困境时能够协调组员找到目标、摆脱困境； 有明确的小组目标并为之服务； 组员对其合作能力评价高
4. 资料准备		简单：复制和复述； 资料来源缺乏可靠性	归纳总结：进行了资料整理，分析了各类资料的可靠性并有所选择	内化：资料来源可靠，发言时可以脱稿、画图演示
5. 领导力 / 同理心		无：出席但没有表现出领导力或同理心	有：时间控制好； 明确小组目标，并提示组员注意讨论进程； 主动提出与“社会”“行为”相关的学习目标； 对案例所描述情境可以“将心比心”地进行分析	优秀：有明确的团队目标，在关键时刻引领任务进程； 组员对其领导力评价高； 对案例中患者所处境地进行换位分析，并积极寻找资料、提出有效解决方案

表 2　PBL 小组老师评价表（学生版）

班级 ________　小组 ________　小组老师 ________　日期 ________

序号	项目	（1）非常同意	（2）同意	（3）无意见	（4）不同意	（5）非常不同意
1	小组老师清楚本案例学习目标并有意识地引导学生完成					
2	小组老师通过问题引导学生进行逻辑性、批判性思考					
3	小组老师常用鼓励性话语激发学生探索知识的兴趣					
4	小组老师表现出良好的职业素养，包括着装、言谈、伦理等					
5	小组老师能够给予学生有效、具体的反馈，帮助学生认识自身优点和改进点，并指出改进学习的方向					

请提供您对小组老师其他的建议事项或意见：

1. 主要优点有哪些？

2. 主要缺点有哪些？

3. 下次小组讨论您认为小组老师应该做些什么或不做些什么，以便加以改进？

表 3　PBL 讨论学习评价表（团队及自主学习的反思与互评）

班级 ________　小组 ________　小组老师 ________　日期 ________

序号	项目	（1）非常同意	（2）同意	（3）无意见	（4）不同意	（5）非常不同意
1	本组同学参与度良好					
2	同学之间互动良好					
3	本组讨论之进行流程顺利					
4	讨论内容有系统性、组织性并充实					
5	本组同学均认真搜集资料					
6	同学们的学习兴趣高昂					
7	本组同学大多能达到预定学习目标					
8	对学习方法、思维能力培养有帮助					

1. 您认为自己在本案例讨论中：

（1）最突出优点和能力各是什么？

（2）与上个案例比较哪些方面已有实质性改进？哪些还需改进？

2. 您认为哪位 / 几位组员最值得钦佩？最值得钦佩的地方是什么？

3. 您认为哪位 / 几位组员还需要帮助？需要帮助的地方是什么？

林常敏

第六部分　PBL 实施中的常见问题与解决建议

问题 1. 小组不知从何开始，不知道该做什么，可能呈现些许焦虑和寂静，却看不出任何预备进行讨论的热诚，您怎么办?

建议 1：在给小组发资料前，指定两名同学分别作为组长和记录员（每次指定同学时，本着公平原则，轮流担任），而组长必须提前准备这次讨论，默认每次讨论可以由组长开始，这避免了开场时冷场。讨论可以以组员快速朗读资料形式开始，既熟悉了讨论内容，又带动了积极性。

建议 2：可以在冷场时抛出问题引导学生，或者学生出现冷场时，可以针对那个冷场问题进行评价或解答或留予某位同学课后查找等方式以越过该冷场点。同时也可以从讨论过程中了解哪位同学积极性较高，可以指定该同学发表其看法。

建议 3：带动每位同学，让每位同学都开口说话，无论对与不对，都应该先肯定其发言，针对其观点，再进行评价。组长在讨论过程中必须带动发言比较少的同学，避免发言两极分化现象。（孟勇）

问题 2. 小组中有两位学生质疑问题导向学习的价值，他们认为参加小组讨论并预备讨论资料是浪费他们时间，尤其是在考试期间。您怎么办?

建议 1：合理分配课后任务，以减少学生学习压力及 PBL 花费的时间。

建议 2：通过成功的 PBL 演示，体现出 PBL 的价值，让学生感受 PBL 的优势。

建议 3：进行讨论内容的有效记录及资料规范整理，可以作为学生考试复习要点，贴近学生考试内容。（孟勇）

问题 3. 虽然您很努力，小组还是无法发挥功能，小组学生们表现沉默，不专心听别人意见，整个讨论没有清晰的思路，没有热情，您怎么办?

建议 1：讨论前告知学生，完整聆听其他同学意见，不打岔，不一棒打死，先肯定后评价并发表自己观点。

建议 2：及时发现小组讨论方向是否偏离主题，及时导回。

建议 3：讨论期间，可以提示组长或者记录员及时对已讨论问题及记录资料进行整理，以突出讨论主线，理清思路。（孟勇）

问题 4. 在小组讨论中有一位学生针对讨论问题提出了一个显然不合逻辑的假设，您怎么办?

建议 1：相信学生们的自我修正能力，暂不干预，给学生们适当时间让他们自我发现问题。通常情况下，对于某位同学提出的显然不合逻辑的问题，其他同学会很快给予否定或经过简短讨论后予以否定。

建议 2：如果较长时间（超过 5 min），这个显然不合逻辑的假设没有被否定，甚至错误引导了讨论方向，可以参照教师版案例（tutor guide）建议的“提示问题”对学生进行提示，以纠正讨论方向。

建议 3：如教师版案例未列出相应学习目标的“提示问题”，小组老师根据现场情况，按照能够引导学生讨论达成学习目标所给予最小干预原则，对学生进行适当提示。同时，记录和标注有关提示问题，反馈给教师版案例撰写者及有关人员，以便进一步完善教师版案例。（王革非）

问题 5. 小组读完学生版案例第一部分，在简短讨论后，有部分学生反映他们找不出重要问题，除非有更多资料，您怎么办?

建议 1：对照教师版案例，按照建议的“提示问题”，对学生进行适当提示。

建议 2：小组老师根据现场情况，按照能够引导学生讨论达成学习目标所给予最小干预原则，对学生进行适当提示。例如，提出少量关键词，或者用提问方式让学生们关注有关线索等。同时，记录和标注有关提示问题，反馈给教师版案例撰写者及有关人员，以便进一步完善教师版案例。（王革非）

问题 6. 小组读完学生版案例第一部分，学生们认为他们已经抓到重点且有合理解释，因而觉得这个案例没有必要再讨论下去，您怎么办?

建议 1：小组老师在确认知晓学生讨论进度情况下，对照教师版案例，评估学生是否已经完成第一部分学习目标。如果是，则继续进行学生版案例第二部分。

建议 2：对照教师版案例，对学生未达到或讨论的学习目标，按照建议的“提示问题”，对学生进行适当提示。

建议 3：如教师版案例未列出相应学习目标的“提示问题”，小组老师根据现场情况，按照能够引导学生讨论达成学习目标所给予最小干预原则，对学生进行适当提示。同时，记录和标注有关提示问题，反馈给教师版案例撰写者及有关人员，以便进一步完善教师版案例。（王革非）

问题 7. 在小组讨论中学生们列出一些和案例相关的重要问题，但学生们并未就这些问题做进一步讨论，也没有记录在学习目标中。学生们直接决定提早下课去图书馆查数据，您怎么办?

建议 1：称赞学生很有效地列出了问题，节省出很多额外的时间。

建议 2：建议学生应该将列出的问题做分类，方便课后研究。

建议 3：建议学生应用他们已有知识来试行讨论已归类问题，找出不足之处，进而按照不足，安排与落实研究。（张国红）

问题 8. 小组中如有学生选择一个不契合案例的问题作为讨论后的研究功课，您怎么办？

建议 1：建议学生从“不契合案例的问题”讨论中可学习到东西。

建议 2：告知学生对不在预定学习目标的问题进行讨论可能干扰整体学习流程。

建议 3：咨询学生意见，以学生自主方式判断已设立的问题与案例学习目标的关联性，并重新梳理案例内容，达成共识。（张国红）

问题 9. 小组正在热烈地进行切题且具启发性的讨论，但其中有两位学生因为不认同讨论方向而觉得被孤立，您怎么办?

建议 1：邀请这两位不同观点同学阐明自己的观点，减小其心理包袱；邀请组员对这两位学生所提观点做一定的阐述与反馈，分析其对切题讨论所带来的贡献。

建议 2：继续利用小组团队力量去正面影响他们，使其积极参与讨论。（张国红）

问题 10. 小组中因为学生对重要问题看法有不同意见而发生冲突，您怎么办？

建议 1：小组老师先将发生冲突学生的情绪稳定下来，再询问引发冲突的原因。

建议 2：在顾及双方情绪和感受情况下，提出自己的意见以解决引起冲突的问题。（陆军）

问题 11. 小组于讨论结束后进行评价时，有一位学生认为在小组讨论中学生们轮流发表所学的方式很无聊，另一位同学也附议，您怎么办？

建议 1：可以征求全部学生意见，认为以什么样的方式来发表所学才会觉得不无聊。

建议 2：可以采取抽签等更有兴趣性的方式。如果其他大部分同学认为这样还好，可以引导他们遵循少数服从多数的处事原则。（陆军）

问题 12. 在小组中有一位学生明显地主导整个讨论进程，然而他和其他学生共同分担责任，每次参加小组讨论前也都充分准备，您怎么办？

建议：表扬该同学的学习态度，并倡导向他学习。把主导讨论学生引导到自己意见中来，再把问题丢给另一个学生来讨论。（陆军）

问题 13. 小组中一位学生一直不太参与讨论，表现“安静”，您怎么办？

建议：其实大多数看似不参与讨论的同学，也并非真正“置身事外”，一般他还是能倾听其他同学发言。之所以表现“安静”，一是性格内向，不善于表达；二是没有充分准备，害怕自己讲错，不敢表达。无论怎样，这正是 PBL 让他成长的地方，小组讨论正是给他提供一个表现自我、阐述观点的环境和机会，一般在 PBL 开始时，小组老师就先阐明 PBL 的特点，鼓励同学积极发言。如果该同学依然“安静沉默”，教师可就某个问题直接提醒，如“关于 ×× 问题，刚才张 ××、刘 ×× 等讲了自己的观点，李 ××，你有什么看法？”大多数情况下，他会讲出自己的观点，但注意他一旦开口，老师一定要给予肯定，多说一句“还有吗？”鼓励他继续讲下去。如果他依然不开口，我认为不要逼他，暂时忽略过去，以免他太尴尬。还可以利用最后“总结反馈”环节，了解他个人的想法和困难，不论是什么原因，小组老师都要帮助他解决困难，给他鼓励，即使他在本次讨论中一言未发，也要肯定他认真听取他人发言，为他加油，让他下次努力！（吴丽萍）

问题 14. 在某一次小组讨论中有一位学生缺席，事先并未告知任何同学，也没向您报备，在下一次小组讨论中他出席了，但同学们并未提及上回缺席的事，您怎么办？

建议：一般小组成员不超过 10 人，如有缺席，讨论前小组老师应该能够了解，可向学生简单询问，至少让学生知道您了解情况，但不可花费很多时间。下次讨论时小组老师可私下向缺席者询问情况，如果对 PBL 有看法，可沟通；如确有急事，可谅解；但告诉他应告知同学或老师，并询问他对错过的学习目标是否了解。（吴丽萍）

问题 15. 小组讨论问题正巧是您的专长，您怎么办？

建议：所讨论的问题是自己专长，并没什么不好。但要注意，一定要按教师指引要求，引导学生完成各项学习目标，切不可发挥专长，信马由缰；更不能按自己意愿进行“演讲”，让学生变成“听众”；也不能在讨论中总说“错了，应该这样、那样……”这就背离了 PBL 的要求。（吴丽萍）

问题 16. 小组中有学生向您反映您过度掌控小组讨论，而不让学生自己做决定，您怎么办？

建议 1：感谢学生提出意见，承诺在以后讨论中充分注意掌控度，同时，也会在小组讨论偏离主题时适当提醒。

建议 2：建议学生监督小组老师，当掌控过度时，给予提醒。（李伟中）

问题 17. 在学期第一次讨论中，学生向您提问课程将如何打分，您怎么办？

建议：告知学生，有统一的评分标准对学生 PBL 课前准备、讨论中表现进行评分。（李伟中）

问题 18. 学生不愿在公开场合给予小组老师表现以反馈，您怎么办？

建议 1：首先向他解释他的反馈不会影响小组老师对他的评分，并且还可以帮助小组老师在接下来讨论中做得更好。

建议 2：如果他仍然不愿意，也可以选择私下或者 E-mail 进行反馈。（李伟中）

第七部分　PBL 常用资源

一、中文参考书

1. 关超然，李孟智 . 问题导向学习之理念、方法、实务与经验：医护教育之新潮流 . 北京：北京大学医学出版社，2015.

2. 黄钢，关超然 . 基于问题的学习 (PBL) 导论：医学教育中的问题发现，探索，处理与解决 . 北京：人民卫生出版社，2014.

3. 徐平 . PBL 我们的思考与实践 . 北京：人民卫生出版社，2015.

二、英文参考书

1. Amador JA, Miles L., Peters CB. The practice of problem-based learning: a guide to implementing PBL on the college classroom. Bolton, MA: Anker Publishing Company, 2006.

2. Barrows HS, Tamblyn RM. Problem-based learning: An approach to medical education. New York: Springer, 1980.

3. Barrows HS. How to design a problem-bases curriculum for preclinical years. New York: Springer, 1985.

4. Davidson JE, Sternberg RJ. The psychology of problem solving. Cambridge: Cambridge University Press, 2003.

5. Lambros A. Problem-based learning in middle and high school classrooms: At teacher's guide to implementation. Thousand Oaks: Corwin Press, 2004.

6. Ronis DL. Problem-based learning for math & science: Integrating inquiry and the internet. 2nd ed. Thousand Oaks: Corwin Press, 2008.

7. Savin-Baden M. Problem-based learning in higher education: Untold stories. Philadelphia: SRHE and Open University Press, 2000.

8. Savin-Baden M., Wilkie K. Challenging research in problem-based learning. Berkshire: Open University Press, 2004.

9. Savin-Baden M., Howell Major C. Foundations of problem-based

learning. New York: Open University Press, 2004.

10. Savin-Baden M., Wilkie K. Problem-based learning online. New York: Open University Press, 2006.

三、网站

1. http://cll.mcmaster.ca/resources/pbl.html
2. http://cmucfd.cmu.edu.tw/pbl_01.html
3. http://www.studygs.net/pbl.htm